国家出版基金项目
NATIONAL PUBLICATION FOUNDATION

"十三五"国家重点图书出版规划项目

总主编　付小兵

创面治疗新技术的研发与转化应用系列丛书

第8册

氧疗在创面修复中的应用

YANGLIAO ZAI CHUANGMIAN XIUFU ZHONG DE YINGYONG

本册主编　刘宏伟　付小兵　肖丽玲

郑州大学出版社
·郑州·

图书在版编目(CIP)数据

氧疗在创面修复中的应用 / 刘宏伟，付小兵，肖丽玲主编．— 郑州：郑州大学出版社，2019．9

（创面治疗新技术的研发与转化应用系列丛书 / 付小兵总主编；第8册）

ISBN 978-7-5645-6583-1

Ⅰ．①氧… Ⅱ．①刘…②付…③肖… Ⅲ．①氧疗法－应用－创伤外科学 Ⅳ．①R64

中国版本图书馆 CIP 数据核字(2019)第 154261 号

郑州大学出版社出版发行

郑州市大学路 40 号　　邮政编码:450052

出版人:孙保营　　发行电话:0371-66966070

全国新华书店经销

河南瑞之光印刷股份有限公司印制

开本:880 mm×1 230 mm　1/32

印张:4.875

字数:141 千字

版次:2019 年 9 月第 1 版　　印次:2019 年 9 月第 1 次印刷

书号:ISBN 978-7-5645-6583-1　　定价:70.00 元

总主编简介

(本册主编)

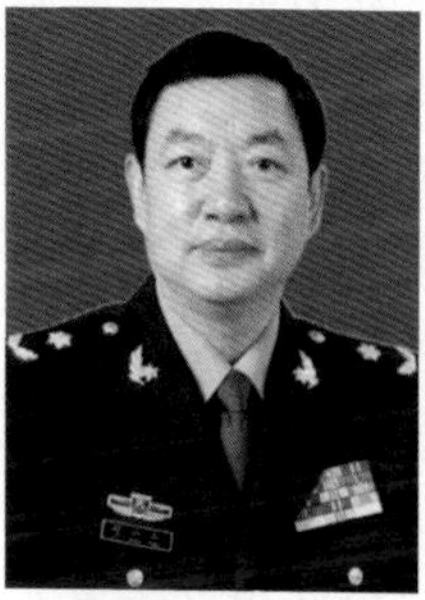

付小兵,中国工程院院士,教授、创伤外科研究员、博士研究生导师。现任中国人民解放军总医院生命科学院院长,基础医学研究所所长,全军创伤修复与组织再生重点实验室主任,北京市皮肤损伤修复与组织再生重点实验室主任等职务。任南开大学教授,北京大学、中国医科大学等国内10余所著名大学客座教授。

学术任职:国际创伤愈合联盟(WUWHS)执行委员,亚洲创伤愈合学会(AWHA)主席,国务院学位委员会学科评议组成员,国家自然科学基金评委和咨询委员,国家技术发明奖和国家科技进步奖评委,国家高技术研究发展项目("863"项目)主题专家,中国工程院医药卫生学部副主任,中国生物材料学会理事长,中华医学会理事,中华医学会组织修复与再生分会主任委员,中华医学会创伤学分会主任委员、前任主任委员和名誉主任委员,全军医学科学技术委员会常委,全军战创伤专业委员会主任委员,国际《创伤修复与再生杂志》(WRR)、《国际创伤杂志》(IWJ)、《国际下肢损伤杂志》(IJLEW)、国际《创伤治疗进展》(AWC)、《再生医学研究》(RMR)、《中国科学:生命科学》及《中华创伤杂志》(中、英文版)编委,《解放军医学杂志》总主编,《军事医学研究》(MMR)主编等。1995年国家杰出青年基金获得者,2009年当选为中国工程院院士,2018年当选为法国医学院外籍院士。

研究贡献:长期从事创(战、烧)伤及损伤后的组织修复与再生研究工作,主要包括战创伤医学、组织修复和再生医学以及生物治疗学三大领域。重点涉及火器伤与创伤弹道学、生长因子生物学、干细胞诱导分化与组织再生、严重创伤致重要内脏缺血性损伤的主动修复以及体表难愈合创面发生机制与防控等。20世纪80年代中期曾4次赴云南老山前线参加战伤调查和救治，经受了战争的考验并获得宝贵的战伤救治经验。1991年出版了国际上第一部《生长因子与创伤修复》学术专著，1998年在国际著名医学杂志《柳叶刀》(*Lancet*)首先报道了成纤维细胞生长因子对烧伤创面的多中心治疗结果，推动了我国基因工程生长因子类国家一类新药的研发与临床应用，被英国广播公司(BBC)以“把牛的激素变成了治疗烧伤药物”进行高度评价。2001年再次在《柳叶刀》上报道了表皮细胞通过去分化途径转变为表皮干细胞的重要生物学现象，为组织修复和再生提供了原创性的理论根据，被国际同行以“相关研究对细胞去分化给予了精彩的总结”和“是组织修复与再生的第4种机制”等进行充分肯定。2007年与盛志勇院士一起带领团队在国际上首先利用自体干细胞再生汗腺获得成功，为解决严重创(烧)伤患者后期的出汗难题提供了基础，被国际同行评价为“里程碑式的研究”。2008年发现并在国际上首先报道了中国人体表慢性难愈合创面流行病学变化的新特征，推动了中国慢性难愈合创面创新防控体系的建立并取得显著效果，被国际同行以“向东方看”进行高度评价，该成果获2015年度国家科技进步奖一等奖。

作为首席科学家获国家重点基础研究发展计划项目(“973”项目)、国家重点研发计划项目、国家自然科学基金创新群体项目(连续三期)、国家杰出青年科学基金(1995年度)、全军“十二五”和“十三五”战创伤重大项目等28项资助。主编《中华战创伤学》、《中华创伤医学》、《再生医学：原理与实践》、《现代创伤修复学》、英文版 *Advanced Trauma and Surgery* 和 *Cellular Dedifferentiation and Regenerative Medicine* 等专著26部，参编专著30余部，在《柳叶刀》和其他国内外杂志发表论文600余篇。特别是2012年应《科学》(*Science*)杂志社邀请，组织中国科学家在该杂志出版了一期有关《中国的再生医学》(*Regenerative Medicine in China*)的增刊，显著提升了我国再生医学在国际上的影响。获国家和军队二等奖以上成果23项，其中以第一完成人获国家科技进步奖一等奖1项、二等奖3项和省部级一等奖3项。培养博士研究生、博士后研究人员等70余人。

个人荣誉：1993年获"国务院政府特殊津贴"，被评为"首届全国百名优秀中青年医学科技之星"。1995年和2004年分别获中国人民解放军总后勤部"十大杰出青年"和"科技金星"等荣誉称号。2002年和2004年分别获"求是杰出青年奖"和中国工程院"光华工程科技奖青年奖"。2008年获"中国人民解放军杰出专业技术人才奖"。2008年被国际创伤愈合联盟授予"国际创伤修复研究终身成就奖"(Lifetime Achievement Award)，为获此殊荣的唯一华人学者。2009年获"何梁何利基金科学与技术进步奖"。2011年获中欧创伤修复联盟"终身成就奖"。2012年当选为"科学中国人(2012)年度人物"，并被评为"全军优秀共产党员"。2013年获"中华创伤医学终身成就奖"和"中华烧伤医学终身成就奖"。2014年被评为"全军优秀教师"。2016年被评为全国优秀科技工作者。2012年和2018年分别被中共中央宣传部和中央军委政治工作部作为科技创新重大典型在全国宣传。荣立个人一等功1次、二等功3次和三等功1次。

主编简介

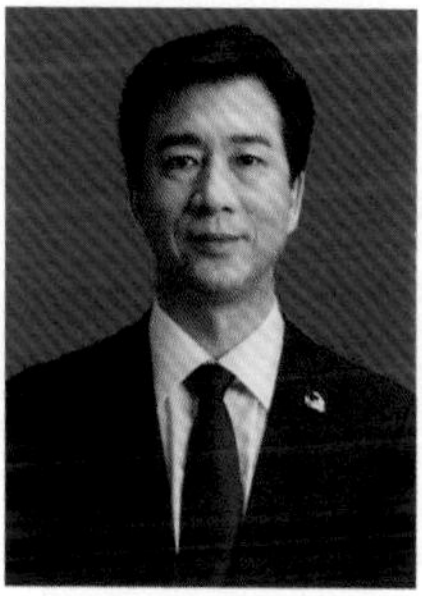

刘宏伟，医学博士，博士后，教授、主任医师，博士研究生导师，再生医学教育部重点实验室学术带头人，暨南大学附属第一医院整形外科主任，暨南大学整形外科新技术研究所所长。

学术任职：现任中华医学会组织修复与再生分会委员、中国医师协会美容与整形外科分会委员、干细胞与再生医学专委会副主任委员、中国工程院糖尿病足专家咨询委员会成员、中国整形美容协会脂肪医学分会副会长、中国整形美容协会整形美容与再生医学分会常委、中国整形美容协会乳房整形分会常委、中国医疗保健国际交流促进会创面修复与再生医学分会副主任、广东省医师协会整形外科分会主任委员、广东省医学会医学美容学分会副主任委员、粤港澳大湾区整形外科医师联盟主任，《中国医学美容》《中华创伤杂志》(英文版)编委。

专业特长：从事整形美容外科临床工作25年。擅长微创面颈部整形，体表软组织缺损、畸形的修复和器官再造，脂肪移植及其再生医学技术的临床转化应用。

学术成就：主要研究方向是组织损伤修复与再生，主持国家重点基础研究发展规划创伤项目05课题组分题一项，国家自然科学基金面上项目4项。在国内、外专业期刊发表论文100余篇，其中在SCI收录期刊发表论文34篇，参编专著10部。

个人荣誉：2008年作为付小兵院士团队成员获国家科学技术进步奖二等奖，2015年获广东省科学技术进步奖二等奖。获新技术新发明专利7项。2015、2017年分别获“岭南名医”称号，2016年获“羊城好医生”称号。

主编简介

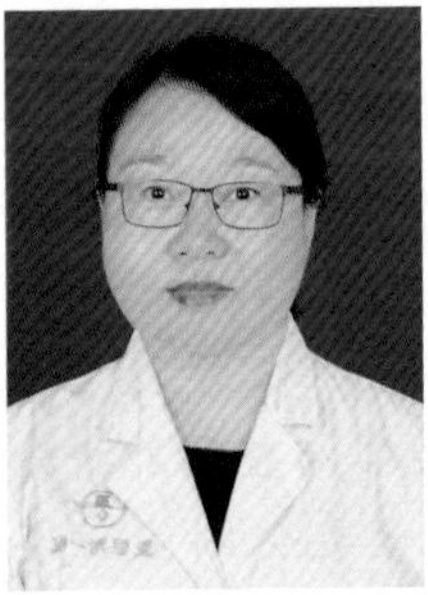

肖丽玲，女，医学硕士，主任医师，硕士研究生导师。毕业于暨南大学医学院（本科、硕士），先后于上海交通大学医学院附属瑞金医院、美国 Beth Israel Deaconess Medical Center 进行研修和学术访问。

学术任职：现任广东整形美容协会整形美容分会委员、广东省医学会细胞治疗学分会委员、《中华肥胖与代谢病电子杂志》编辑委员会委员。

专长特长：从事美容整形工作 25 年，长期致力于整形美容、组织器官的修复与重建、面部微整形与形体重塑。业务专长：①面部美学重塑及女性私密整形；②慢性创面修复诊治；③皮肤病态纹及瘢痕的修复；④全身性形体重塑。同时致力于基因调控、生物材料的临床转化等医学应用性研究。

学术成就：参与国家自然科学基金面上项目 4 项，主持省、市及厅局级科学研究基金项目 6 项，公开发表学术论文 30 篇，培养硕士研究生 9 名，参编专著 2 部。

个人荣誉：被评为 2016—2017 年度《中华肥胖与代谢病电子杂志》“优秀编委”。

编委会名单

阮瑞霞　副主任护师、国际造口治疗师
　　　　西安交通大学第一附属医院
李学拥　教授、主任医师
　　　　中国人民解放军空军军医大学第二附属医院
李宗瑜　教授、主任医师　哈尔滨市第五医院
李炳辉　主任医师　华中科技大学同济医学院附属梨园医院
杨彩哲　主任医师　中国人民解放军空军特色医学中心
肖丽玲　主任医师　暨南大学附属第一医院
吴　军　教授　深圳大学第一附属医院
沈余明　教授、主任医师　北京积水潭医院
陆树良　教授、主任医师　上海交通大学医学院、上海市烧伤研究所
周建大　教授、主任医师　中南大学湘雅三医院
郇京宁　教授、主任医师　上海交通大学医学院附属瑞金医院
官　浩　副教授、副主任医师
　　　　中国人民解放军空军军医大学第一附属医院
赵　珺　主任医师　上海交通大学附属第六人民医院
荣新洲　教授、主任医师　华南理工大学附属第二医院
胡大海　教授、主任医师
　　　　中国人民解放军空军军医大学第一附属医院
胡宏鸯　副主任护师　浙江大学医学院附属邵逸夫医院
姜玉峰　副主任医师
　　　　中国人民解放军战略支援部队特色医学中心
姜笃银　教授、主任医师　山东大学第二医院
贾赤宇　教授、主任医师　厦门大学附属翔安医院
徐　欣　教授、主任医师　复旦大学附属中山医院
郭光华　教授、主任医师
　　　　江西省烧伤研究所、南昌大学第一附属医院
黄晓元　教授、主任医师　中南大学湘雅医院
黄跃生　教授、主任医师
　　　　南方科技大学第一附属医院（深圳市人民医院）
曹烨民　教授、主任医师
　　　　上海中医药大学附属上海市中西医结合医院

章一新　教授、主任医师　上海交通大学附属第九人民医院
韩春茂　教授、主任医师　浙江大学医学院附属第二医院
程　飚　教授、主任医师　中国人民解放军南部战区总医院
温　冰　主任医师　北京大学第一医院
谭　谦　教授、主任医师　南京大学医学院附属鼓楼医院
魏在荣　教授、主任医师　遵义医科大学附属医院

附:分册主编名单

第 1 册　创面治疗新技术总论
　　付小兵　陆树良　吴　军
第 2 册　酶与生物清创技术在创面治疗中的应用
　　王爱萍
第 3 册　超声与水刀清创技术在创面治疗中的应用
　　李宗瑜　刘　锐
第 4 册　光、电及磁在创面治疗中的应用
　　程　飚　黄跃生　付小兵
第 5 册　生长因子/细胞因子在创面治疗中的应用
　　程　飚　付小兵　韩春茂
第 6 册　细胞治疗在创面修复中的应用
　　史春梦　王达利　周建大
第 7 册　组织工程在创面治疗中的应用
　　韩春茂　姜笃银　付小兵
第 8 册　氧疗在创面修复中的应用
　　刘宏伟　付小兵　肖丽玲
第 9 册　负压封闭引流技术在创面治疗中的应用
　　胡大海　郇京宁　官　浩
第 10 册　生物敷料在创面治疗中的应用
　　吕国忠
第 11 册　先进敷料在创面治疗中的应用
　　李学拥

第 12 册　传统医药在创面治疗中的应用
　　　　　姜玉峰　曹烨民　付小兵

第 13 册　创面的外科治疗
　　　　　刘　毅　黄晓元　沈余明

第 14 册　穿支皮瓣移植技术在创面修复中的应用(上、下)
　　　　　魏在荣　章一新

第 15 册　创面的内科治疗
　　　　　杨彩哲

第 16 册　糖尿病创面的内科诊治
　　　　　许樟荣　冉兴无

第 17 册　血管疾病所致创面的诊治
　　　　　徐　欣　刘　暴　赵　珺

第 18 册　静脉性溃疡的诊治
　　　　　王深明　胡宏鸯　祁少海

第 19 册　糖尿病足相关特殊诊疗技术
　　　　　温　冰　荣新洲　李炳辉

第 20 册　压力性损伤创面管理与治疗
　　　　　谭　谦

第 21 册　特殊原因创面管理与新技术应用
　　　　　郭光华　史春梦

第 22 册　特殊人群创面管理与新技术应用
　　　　　姜笃银　胡大海

第 23 册　创面的康复
　　　　　吴　军　朱家源

第 24 册　创面愈合的管理
　　　　　贾赤宇

第 25 册　创面的护理
　　　　　阮瑞霞

第 26 册　医源性创面管理与新技术应用
　　　　　程　飚　付小兵

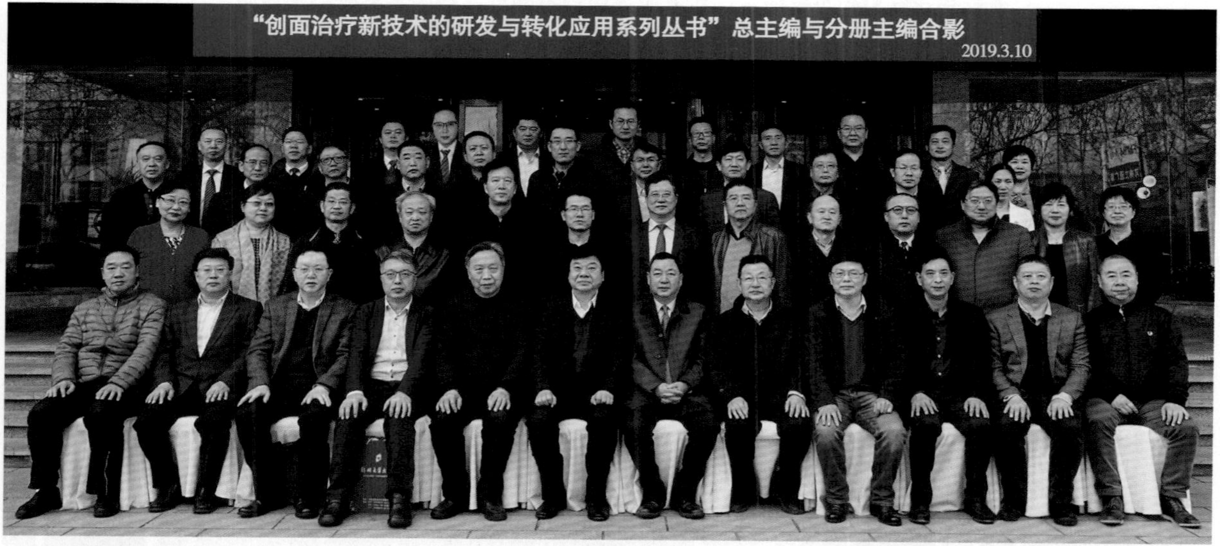

“创面治疗新技术的研发与转化应用系列丛书”总主编付小兵院士与各分册主编合影

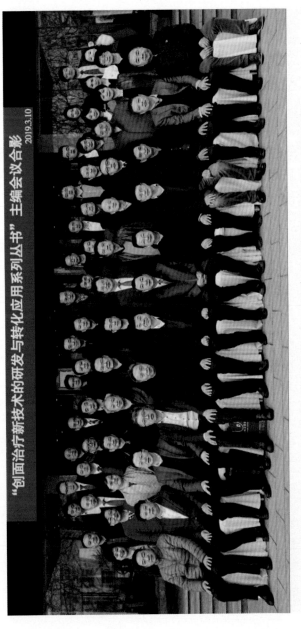

“创面治疗新技术的研发与转化应用系列丛书”主编会议全体与会者合影

第 8 册　氧疗在创面修复中的应用

作者名单

主　编

刘宏伟　教授、主任医师　暨南大学附属第一医院

付小兵　中国工程院院士、研究员、教授
　　　　中国人民解放军总医院生命科学院

肖丽玲　主任医师　暨南大学附属第一医院

副主编

程　飚　教授、主任医师　中国人民解放军南部战区总医院

李永林　主任医师　河南省郑州市第一人民医院

李泽华　主治医师、博士　暨南大学第一附属医院

编　委(以姓氏笔画为序)

卢金强　付小兵　刘宏伟　李升红　李永林

李泽华　肖丽玲　吴引弟　张志丹　饶从强

梁俊贤　蒋　笑　程　飚　廖　选

内容提要

“创面治疗新技术的研发与转化应用系列丛书”第 8 册《氧疗在创面修复中的应用》是一部全面、系统介绍氧气疗法用于促进创面愈合的学术专著。本书共分 5 个部分，在概述部分介绍了氧疗的起源、发展与现状，氧疗的原理和机制，不同类型氧疗的特点与操作方式。其后具体介绍了高压氧疗、局部氧疗和其他氧疗技术在创面治疗中的应用，并对欧洲创面管理协会的《高压氧和局部氧治疗技术指南》进行了解读，进一步总结了氧疗技术存在的问题，对这一创面治疗新技术予以展望。本书汇集了国内外氧疗技术在创面治疗中的最新进展，力求反映现代医学技术给创面治疗带来的新方法，可作为创伤基础研究人员和创伤外科及创面修复科等相关专业各级临床医师的参考书。

氧疗在创面修复中的应用

创面治疗新技术的研发与转化应用系列丛书

总序

创面治疗是古老的医学问题之一，同时在现代社会又有重大的治疗需求，由于社会进步、工农业生产的高速发展以及人们生活方式的改变，现在的创伤和创面治疗与以往相比都发生了很大的改变。一是种类明显增多。除传统的由交通事故、工矿事故、火灾事故以及战争与局部冲突等导致的组织损伤外，由疾病导致的组织损伤与创面也明显增多，如糖尿病与动静脉疾病导致的糖尿病足和下肢动静脉性溃疡创面等。二是发生机制更加复杂。除了创伤和创面本身，其病理生理过程还涉及原始疾病治疗以及老龄化等许多方面，受许多因素的影响，远远超过创伤和创面治疗本身。三是治疗难度加大。由于创伤和创面的发生与发展涉及许多方面，除治疗损伤组织本身外，还需要治疗原发疾病等，如糖尿病足的治疗就涉及创面本身和内分泌代谢、感染控制以及功能重建等。四是占用大量的社会资源与医疗资源。根据我们的初步研究，体表慢性难愈合创面的治疗费用、住院时间与占用的护理成本等均是普通疾病的3倍。五是人们对创伤和创面治疗结果的要求越来越高。希望修复和愈合的创面既没有溃疡发生和瘢痕形成，又达到和损伤以前一样的解剖结构与功能状态，即完美的修复和再生。因此，解决创伤，特别是体表慢性难愈合创面治疗的难题成为医学领域一个值得关注的重要问题，必须加以高度重视。

创伤，特别是创面治疗除了外科处理以外，各种治疗技术、方法、药物和材料的应用对缩短创面愈合时间、提高愈合质量和减轻医疗负担起到了重要的作用。特别是近年来，各种新的技术、方法和材料在临床上的广泛应用，对加快创面愈合速度和提高愈合质量起到了非常重要的作用。与此同时,也应当看到,在一些地方由于医护人员对这些新的治疗技术和方法的基本原理缺乏了解,加之临床使用不规范等,这些新的治疗技术和方法没有取得应有的治疗效果,部分地方对新治疗技术和方法的滥用也给创面治疗带来一些不良后果。为此,部分专家强烈建议对这些新技术和方法在临床上的应用进行规范和指导。经过与本领域著名专家较长时间的酝酿和准备,本着以科学性为基础、以实用性为手段、以提高治疗效果为目标的原则,编著出版一套"创面治疗新技术的研发与转化应用系列丛书",供广大临床医护人员在工作中参考,并由此达到规范临床治疗行为、提高治疗技术和方法或产品的使用效率的目的。为此,本丛书的编写思路归纳起来有以下几方面。

1.写作目的 进一步推广经过临床验证,在创面治疗中具有实际临床治疗效果的新技术、新方法和新产品;进一步规范这些新技术、新方法和新产品在临床的应用,以提高治疗效果,减少并发症,降低医疗费用等;丛书定位是一套实用性、教材性和普及性的著作,丛书中介绍的治疗技术和方法主要基于专家共识和临床经验,而并非强制性的治疗标准,故仅供临床使用时参考。

2.编著方式 采用总主编负责下的各分册主编负责制。总主编负责丛书的总体规划、内容选择、分册主编遴选、出版,以及申请国家出版基金和重点图书出版规划项目等事项。分册主编负责该分册参编作者遴选、总体规划、写作、组稿和出版事宜。各分册本身是一部独立的专著,所有分册汇总是一套系列丛书。

3.写作方法 本丛书基本上采用统一的写作范式(部分分册也可以根据实际情况进行调整),即包括四大部分:第一部分介绍该技术、方法或产品(不涉及具体公司、不涉及具体公司产品,仅仅是对技术、方法或产品发展的介绍)发展的历史;第二部分介绍该技术、方法或产品治疗创面的基本原理;第三部分重点介绍该技术、方法或产品治疗各种创面的实际病例,包括使用方法、典型病例治疗前后照片对比、部分文字介绍,让读者通过这些典型病例,基本了解该技术方法或产品的临床应用等;第四部分介绍该技术、方法或产品临床应用的注意事项(适应证、禁忌证及并发症防治或注意点等)。

此外,丛书还充分利用互联网和信息技术,在正文中印制了二维码,通过扫描二维码可以看到关联的幻灯片、视频、图片等原创数字资源。这些数字资源拓展了文字不易描述的内容,增加了图书的附加价值,使微观事物描述更加形象化,图书内容更加丰富,有利于读者获取更多的知识信息。

科技发展日新月异,各种新的治疗技术、方法与产品不断出现,本丛书选定的治疗技术、方法或产品不一定全面,可能存在局限性与遗漏之处。由于丛书分册比较多,主编处于不同的单位,在写作形式、内容等方面可能存在一些不一致的地方,还望读者提出批评与建议,以利于我们在今后的修订中加以改进,不断完善。

感谢各位分册主编和为本系列丛书做出贡献的各位专家;感谢郑州大学出版社社长张功员和策划编辑李振川以及出版社工作人员为此付出的辛勤劳动;感谢国家出版基金的大力支持。

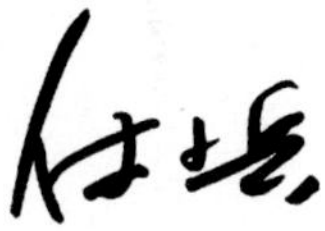

中国工程院院士

中国人民解放军总医院生命科学院院长

“创面治疗新技术的研发与转化应用系列丛书”总主编

2018 年 6 月 21 日

前言

随着社会的进步、人们生活水平的提高，以及人口老龄化和疾病谱的变化，慢性难愈合性创面发病率呈现上升趋势，其治疗费用亦不断增加，严重影响患者的生活质量，难愈合创面的治疗已经成为外科学领域高度关注的问题。在此背景下，为了提高慢性创面的治疗水平，改善慢性创面患者的生活质量，减轻社会经济负担，更好地帮助医务工作者认识目前用于慢性创面修复的方法，特别是氧与创面愈合的关系及氧疗在创面修复中的作用，我们编写了《氧疗在创面修复中的应用》这本书。

“创面治疗新技术的研发与转化应用系列丛书”第 8 册《氧疗在创面修复中的应用》共分 5 个部分，参编人员十余名。由于创面氧疗的适应证目前还缺乏统一的标准，慢性创面治疗过程中掌握好氧疗的时机、疗程以及临床操作方法极其重要。目前的研究普遍认为以下情况适合进行氧疗：①对于浅表创面，组织损伤的早期实施氧疗能够减轻局部水肿及渗液，加速创面结痂，防止创面感染，加速愈合。②对于深部损伤，早期实施氧疗能够减轻水肿，减少组织渗液，增加局部供血、供氧，加速局部血管生成，促进组织修复。应用氧疗治疗慢性创面，对于临床医务工作者来说，具有方法简单、实用性强、并发症少的优点，对于患者来说是既经济又方便的治疗手段，适合在基层医院和社区卫生机构推广应用。

本书对创面应用氧疗的起源、发展以及临床应用等专业知识领域进行了概述，以期将氧疗作为一种有效的辅助治疗手段用于慢性创面。但由于目前对氧疗在创面治疗中的作用有待于进一步深入研究,加之编者水平有限,本书虽经全体编者尽全力撰写,肯定仍有不足之处,希望广大读者多提宝贵建议,以便我们在今后的修订中补充和完善。

刘宏伟　付小兵　肖丽玲

2018 年 6 月

目录

1　概述 …… 1
1.1　氧疗的发展史 …… 1
1.1.1　氧疗的起源 …… 1
1.1.2　氧疗的发展 …… 2
1.1.3　氧疗的现状 …… 6
1.2　氧疗的原理 …… 8
1.2.1　氧疗的概念 …… 8
1.2.2　氧疗用于创面修复的机制 …… 9
1.2.3　氧疗用于创面修复的原理 …… 15
1.3　氧疗用于创面修复的影响因素及实施方法 …… 20
1.3.1　评估创面愈合的影响因素对氧疗实施的重要性 …… 20
1.3.2　氧疗对不同类型慢性创面的影响 …… 22

2　高压氧在创面修复中的作用 …… 26
2.1　高压氧疗用于创面修复概述 …… 26
2.1.1　背景 …… 26
2.1.2　设备与操作 …… 27
2.1.3　高压氧疗的技术介绍 …… 32
2.2　创面的治疗 …… 36
2.2.1　慢性创面的分类 …… 36
2.2.2　氧在创面愈合中的作用 …… 36
2.2.3　高压氧疗用于创面的方案推荐 …… 37
2.3　高压氧疗的临床病例 …… 38

2.3.1 糖尿病足溃疡创面 …………………………………………… 38
2.3.2 四肢软组织感染性创伤及创面 ……………………………… 42
2.3.3 深度烧伤植皮创面 …………………………………………… 47
2.3.4 手术创面 ……………………………………………………… 50

3 局部氧疗在创面修复中的应用 ………………………………… 54
3.1 局部氧疗用于创面修复概述 ………………………………… 54
3.1.1 背景 ………………………………………………………… 54
3.1.2 局部氧疗的分类与方法 …………………………………… 55
3.2 创面的治疗 …………………………………………………… 76
3.2.1 压疮 ………………………………………………………… 76
3.2.2 糖尿病足 …………………………………………………… 80
3.2.3 下肢静脉性溃疡 …………………………………………… 83
3.2.4 烧伤创面 …………………………………………………… 86
3.3 局部氧疗的临床病例 ………………………………………… 87
3.3.1 新型含氧水凝胶敷料治疗慢性创面 ……………………… 87
3.3.2 Granulox 喷雾 ……………………………………………… 89
3.4 局部氧疗的注意事项 ………………………………………… 90

4 其他氧疗方法在创面修复中的应用 …………………………… 91
4.1 碱性成纤维细胞生长因子联合局部氧疗 …………………… 92
4.1.1 碱性成纤维细胞生长因子 ………………………………… 92
4.1.2 bFGF 对创面的促修复作用 ………………………………… 92
4.1.3 矫正创面缺氧有助于 bFGF 发挥作用 …………………… 93
4.1.4 临床病例 …………………………………………………… 93
4.2 负压封闭引流技术联合局部氧疗 …………………………… 94
4.2.1 负压封闭引流技术促进创面愈合机制 …………………… 94
4.2.2 联合效果 …………………………………………………… 95
4.2.3 临床病例 …………………………………………………… 95
4.3 局部氧疗联合红外线照射疗法 ……………………………… 96

4.3.1 红外线对创面愈合的研究 …… 96
4.3.2 局部氧疗联合红外线照射疗法促进创面愈合机制 …… 97
4.3.3 临床病例 …… 97
4.4 多元醇类化合物制成生物制剂湿敷联合局部氧疗在慢性创面治疗中的应用 …… 99
4.4.1 多元醇类化合物促进创面愈合机制 …… 99
4.4.2 联合效果 …… 99
4.4.3 临床病例 …… 99
4.5 蚯蚓白糖渍出液结合局部氧疗 …… 101
4.5.1 蚯蚓白糖渍出液促进创面愈合机制 …… 101
4.5.2 联合效果 …… 101
4.5.3 临床病例 …… 102

5 氧疗存在的问题和展望 …… 104
5.1 高压氧疗 …… 104
5.1.1 高压氧疗的不良反应 …… 105
5.1.2 高压氧在临床应用中的争议 …… 106
5.1.3 高压氧疗机制的理论基础与假说 …… 107
5.2 局部氧疗 …… 109
5.2.1 局部氧疗的形式及存在的问题 …… 109
5.2.2 局部氧疗的探索和发展前景 …… 112

参考文献 …… 113

中英文名词对照 …… 118

附录 欧洲创伤管理协会氧疗指南解读 …… 121

1 概述

1.1 氧疗的发展史

1.1.1 氧疗的起源

近年来，对于氧与机体能量及健康的相关性认识逐渐增强，从氧对细胞代谢和宿主防御的基本认识，到氧在机体信号转导途径和细胞功能的调控中所扮演的角色，伴随医学研究的发展逐步得到明确。作为涉及呼吸、循环、细胞代谢的一种重要元素，氧在人体内的作用也越来越得到医学界的普遍肯定，特别是对创面愈合的作用也得到广泛的认可。从氧的发现到氧对各种疾病发展调控的深入研究，进一步到氧应用于临床中各科室疾病的治疗，氧疗在漫长的发展中逐渐演变为临床多种疾病不可缺少的治疗手段。

1774 年，英国化学家约瑟夫·普利斯特里与瑞典药剂师及化学家舍勒分别发现了氧元素，由于它是一种助燃的气体，普利斯特里针对其燃烧特性提出了燃素学说。1777 年，法国化学家洛朗·拉瓦锡的研究将化学从定性转为定量，将该气体命名为氧气，并提出燃烧的氧化学说，指出物质只能在含氧的空气中进行燃烧，燃烧物重量的增加与空气中失去的氧相等，从而推翻了全部的燃素说，并用定量分析方法正式确立了质量守恒定律。从严格意义上讲，发现氧元素的应该是瑞典化学家舍勒，而命名及确定氧元素化学性质的应该是法国化学家洛朗·拉瓦锡。在之后的研究中，科学家们逐渐认识到氧在生命运动中的重要作用，是生命运动中不可缺少的元素。伴随对氧元素研究的不断深入以及医学技术的不断进步，氧气逐渐被开发用于临床各种疾病的治疗过程中。

1.1.2 氧疗的发展

1.1.2.1 氧疗在国外的发展简史

1798年,著名医生Beddoes在英格兰创办了肺病研究所,首次将氧疗(oxygen therapy)应用于肺病的临床治疗中,开始了氧疗在医学上治疗疾病方面的应用。目前临床上使用的氧疗主要包括以高压氧疗(hyperbaric oxygen therapy,HOT)为主的全身氧疗和以局限范围内局部应用氧气治疗为主的局部氧疗(topical oxygen therapy,TOT)。高压氧疗已经广泛应用于临床各个学科,其应用范围十分广泛,主要机制在于应用高气压和高浓度的氧气来解决其他治疗手段无法解决的机体组织缺氧问题,目前美国水下高气压学会已经形成自己的规范的高压氧疗适应证,并获得中国和欧洲等地研究人员的肯定。世界上有记载的第一个压力舱设计是一个大玻璃罐,亚历山大大帝把自己放入玻璃罐中并潜入水下,用于实验研究水下作战手段。1834年法国医生Junod制作了第一个高压舱,通过用2~4个大气压来治疗肺病,改善脑部血流。第一次世界大战期间,英国生理学家霍尔丹(Haldane)用氧气成功治疗了氯气中毒患者,降低了氯气中毒患者的病死率,引起医疗界的轰动,随后氧疗被确立为一种疗法。1924年,霍尔丹给受伤士兵吸氧,使战伤的病死率大大降低,因而氧气对疾病的治疗被更加重视。1928年加拿大Prendergast发表了《氧疗在肺炎治疗中的疗效研究》一文,拓展了氧疗在临床治疗中的疾病谱。同年美国麻醉医生Orville在克里夫兰建筑了世界上最大的高压舱,它有5层楼高,由直径约19.51 m(64 ft)的钢铁圆球构建,球内每层楼设置12张病床,并将空气进行加压输入舱内,美其名曰“高压酒店”。但高压舱对疾病治疗的滥用,导致出现许多并发症,1937年“高压酒店”被查封。高压舱时代的结束,开启了高压氧舱的时代。世界上第一位发明制氧机的正是发明蒸汽机的James Watt,相比现代的制氧机技术,当时的制氧纯度以及产氧量都无法相提并论。之后,随着医学研究的不断深入,伴随制氧机设备的不断改进,补给氧气慢慢成为医院各科室不可缺少的常规治疗手段。1937年,美国的Behnke和Shaw第一次将氧气加压用于治疗潜水减压病,并取得一定疗效,他们使用的方法被美国海军采纳及应用,正式命名为“高压氧治疗术”。1955年,Churchill-Davidson首次尝试利用高压氧环境加强癌症患者的治疗效果。20世纪60年代,荷兰阿姆斯特丹大学Boerema教授在荷兰海军的合作支持下,建立了手术加压舱并开展多种血管外科手术,他的相关研究显示猪在高压氧舱里可以“无血生存”,这一神奇发现加速了使用高压氧治疗疾病进程,因此人们称Boerema为“现代高压医学之父”。此后高压氧疗也逐渐得到了世界范围内的认可并广泛应用于临床。海底医学会是由6个美国海军潜水和潜艇医学医官于1967年创立的协会组织,1976年11月5日执行委员会特别批准了一个有关高压氧的临时专门委员会,形成了高压氧的专门组织。早期使用高压氧的医生在既不清楚其机制也无临床试验数据的情况下,将高压氧探索性地应用于临床疾病的治疗中。由于操作无明确依据,以及对高压氧与各种疾病之间相关认识肤浅,使用中也发生了一些事故和并发症。伴随医学的进步以及人们对疾病的深入研究,医学界逐渐明确了高压氧疗治疗中不可避免的并发症。因此,研究者探索开发了局部氧疗,其治疗手段得到了广泛的发展,但是局部氧疗的方法在临床各学科疾病治疗中的适应证、操作方法目前国际上还没有统一的认识。20世纪60年代后期,美国的医学专家开始通过系统研究观察氧疗对机体低氧血症的疗效。20世纪80年代初期,随着科技的发展,分子筛制氧机的研制成功以及制造技术的不断提高,家庭氧疗开始成为许多疾病出院后康复期患者的一种重要治疗手段,以及预防病情急性发作时的生命保障措施。1987年2月,在美国召开了第一届国际家庭氧疗学术会议,此次会议对家庭氧疗降低某些疾病的病死率、延长生存期、提高生活质量、降低疾病的总体医疗费用都进行了总结。伴随着医药科技的进步,目前临床使用新研发的高氧液是具有高氧分压(PO_2在80~100 kPa)的液体,可以通过静脉注射向机体组织细胞供氧,适用于常规气道给氧疗效欠佳情况。

1.1.2.2 氧疗在中国的发展简史

氧疗在我国医学界的应用起步比较晚，特别是局部氧疗、静脉输注高氧液都在逐步规范过程中。20 世纪 50 年代初我国开启了高压氧疗的篇章，由中国人民解放军海军建成的第一批加压舱，提供了可以呼吸高压氧气的物质条件，随后军队和有条件的单位首先进行高压氧疗对疾病治疗实践探索，并且培养了大批高压氧疗的从业人员，指导他们掌握理论知识、规章制度、实践操作和处理实施氧疗过程中的各种并发症。1980 年，中华医学会上海分会正式成立了国内第一个“高气压医学学会”。1988 年，中华医学会总会成立了“中华航海医学学会”，并且成立了高气压医学专业学组。1993 年，国家科学技术委员会正式批准出版了《中华航海医学杂志》。尽管伴随着高压氧对疾病治疗的认识不断深入，我国从事高压氧疗工作的技术队伍逐渐壮大，但是其中大部分操作者都不是专门研究、学习高压氧治疗疾病的专业技术人员，而是从医院临床各个科室调入，并没有经过高气压医学知识方面专科培训，目前国内也少有专门对高气压医学进行培训的高等院校。尽管国内高压氧疗得到了长足的发展，为越来越多的各种患者提供了有效的治疗手段，但是高压氧应用相关的安全性已经成为严重问题，操作不规范导致的火灾事故也频繁发生。我国的高压氧疗专业还处于发展阶段，除了高压氧专科医生对其适应证较为了解外，实际上对需要使用高压氧疗的患者，各科室专科医生并没有较为专业、深入的诊疗计划，需要高压氧专科人员对各科医生就高压氧疗的适应证、方法等进行专业培训。

医院中最常见的氧气疗法是常压通过下呼吸道吸入氧气治疗疾病，这种方式在治疗肺气肿、慢性阻塞性肺疾病等方面都有极广泛的应用。局部氧疗是一种较为新颖的氧疗方法，主要通过氧气渗透入局部组织内以提高局部组织氧分压治疗某些疾病的方法，如慢性创面、瘘管、烧伤创面等。我国的局部氧疗尚处于研究阶段，无论是氧疗装置、氧疗参数、氧疗适应证等都没有完整统一的认识，只是在各研究人员的研究中以及国内大型会议中有所提及。本书主要是对氧疗在慢性创面治疗方面应用做一详细的陈述。

1.1.2.3 氧疗在慢性创面修复中的应用

20 世纪 60 年代即开始有利用氧疗修复创面的探索,1964 年 Hunt 等研发了一种利用组织张力测量法来检测氧气浓度,可测量出细胞外液中氧张力的平均值,该数值与局部血供、动脉氧分压和微循环灌注成比例关系。Hunt 的方法被初步应用于高压氧治疗创面的探索,并为之后的氧疗发展奠定了基础。1969 年 Niinikoski 的研究认为氧气供应对创面愈合有促进作用,并对肉芽组织形成有促进作用。1974 年 Vihersaari 等通过研究氧张力改变对创面组织代谢的影响,发现氧含量减少对创面愈合、组织再生、细胞代谢等都有很大抑制作用。1988 年 Foschi 等通过在缺血再灌注(ischemia reperfusion)、败血症等因素影响下,检测氧自由基变化对大鼠皮肤或肠道创面愈合的影响,发现氧自由基可调节缺血再灌注和败血症对创面愈合的抑制作用。

伴随创面氧疗研究的逐渐发展,20 世纪 90 年代至 21 世纪初大量的氧疗实验及临床应用相继报道。Unger 等使用高压氧治疗在罹患糖尿病、骨髓炎,或两者兼而有之的下肢溃疡创面的综合治疗中取得了良好疗效。Whitney 指出创面细胞内充足的氧和足够的血液循环是创面愈合过程的重要因素。氧在促进胶原蛋白的形成、促进毛细血管的新生、控制感染中扮演着一个关键的角色。虽然充足的血供并不能保证带给组织足够的氧气供应,但是没有丰富血液供应来提供氧,组织细胞处于严重缺氧时,组织将会进一步受损,创面愈合更为困难。Jonsson 和 LaVan 等研究发现,皮肤创面中央的氧分压为 0.00~1.33 kPa(0~10 mmHg),而创面外围的动脉氧分压是 8 kPa(60 mmHg),而在动脉血中的氧分压则大约是 13.33 kPa(100 mmHg)。氧由血管到组织间隙、由组织间隙进入细胞内的传递是创面愈合的关键因素,而各种创伤、缺血、糖尿病等因素均会导致创面中央区域组织的氧供应严重不足。伴随研究的深入,科学家们发现活性氧(reactive oxygen species,ROS)的产生对创面愈合过程中多种细胞具有重要作用,研究发现,缺氧及富氧均可促进氧自由基的产生,但氧自由基不能在无氧条件下产生。组织缺氧可以促进缺氧诱导因子的产生,缺氧诱导因子可以上调葡萄糖代谢、红细胞生成、铁转运以及血管生成等过程。同时,缺氧可以减少白细胞介素-2(interleukin-2,IL-2)和白细胞介素-8(interleukin-8,IL-8)的生成,对中性粒细胞、巨噬细胞、T细胞甚至内皮细胞的激活都有巨大的作用。因此,缺氧的确是启动创面愈合的重要因素。但是Paola等提出,缺氧对创面的持续愈合过程并没有促进作用,反而会不断限制创面的愈合。随着高压氧被初次提出以及对其基础研究的不断深入,高压氧治疗疾病的临床报道也在不断更新,然而高压氧治疗带来的并发症,在一定程度上缩小了高压氧治疗的疾病谱。之后,人们逐渐将眼光投入一种新的治疗方法,这就是比较局限的局部氧疗法。2005年Richard等通过对猪的皮肤全层缺损创面局部进行供氧干预来研究局部氧疗对创面治疗的作用,他们首次提出局部供给纯氧可以显著提高创面浅表层组织的氧分压,但是并不能有效提高深层组织的氧分压。基于创面新的组织再生都是发生在创面浅表层,因此,局部供给纯氧可以有效促进创面组织间隙的氧弥散,进而促进组织再生,加速创面的愈合。目前局部氧疗已经逐渐被越来越多的学者认同,并伴随研究数据的增多,越来越广泛地应用于创面治疗。

1.1.3 氧疗的现状

1.1.3.1 氧疗的分类

氧疗根据操作方法共分为以下3类。

(1)第Ⅰ类　主要是通过吸入氧气的疗法,而临床上根据吸入氧气的浓度又将吸入氧疗分为4类。

1)低浓度氧疗:吸氧浓度低于40%,应用于低氧血症伴二氧化碳潴留患者的治疗。

2)中等浓度氧疗:吸氧浓度40%~60%,适用于明显通气/灌流比例失调或显著弥散性障碍的患者,特别是血红蛋白浓度很低或心输出量不足患者。

3)高浓度氧疗:吸氧浓度在60%以上,应用于单纯缺氧不伴二氧化碳潴留的患者治疗。

4)高压氧疗:指在特殊的加压舱内,以2~3 kg/cm^{2}的压力给予患者吸入氧浓度为100%的纯氧。适用于一氧化碳中毒、气性坏疽等疾病的辅助治疗。

(2)第Ⅱ类　主要是通过局部应用氧气的方法,即局部氧疗。

(3)第Ⅲ类　是经静脉输注生物有效氧溶液的方法,向机体输注富含溶解氧的高氧液体,绕过呼吸道,直接通过黏膜、皮肤等为组织细胞直接供氧。适用于常规给氧疗效差的患者治疗,例如肺功能差、血管疾病、失血性休克等疾病。这种方式是补氧科技进步的里程碑,突破了传统补氧只能通过呼吸道的生命瓶颈。

1.1.3.2　氧疗对再生医学发展的推动作用

再生医学广义上可以被认为是一门研究如何促进创伤与组织器官缺损生理性修复,以及如何进行组织器官再生与功能重建的新兴学科,可以理解为通过研究机体的正常组织特征与功能、创伤修复与再生机制及干细胞分化机制,寻找有效的生物治疗方法,促进机体自我修复与再生,或构建新的组织与器官以维持、修复、再生或改善损伤组织和器官的功能。虽然经过医学的不断发展,再生医学得到了不断进步,但是如何使机体损伤和疾病康复过程中受损组织和器官完美修复与重建,仍然是生物学和临床医学面临的重大难题。氧疗作为一种物理辅助治疗手段,在临床中被应用于组织损伤修复过程,伴随细胞学及动物实验数据的不断积累,其对受损组织和器官的修复作用也得到了进一步认可,相对于组织工程与干细胞治疗等方法而言,创面氧疗操作简单,设备要求低,可以在临床与基层得到广泛开展,开拓了我们对氧疗在再生医学未来发展中的新思路。然而氧疗的操作方法及其临床与基础研究的数据尚不够充分,还需要更进一步的研究。

1.2 氧疗的原理

1.2.1 氧疗的概念

氧是生命运动所必需的物质,正常情况下,机体循环系统中的氧分压高于 8 kPa(60 mmHg),当出现低氧血症时,组织细胞不能充分利用氧,而导致组织的代谢、功能、形态结构都会发生异常变化。这一病理过程称为缺氧。判断组织中氧利用是否正常的指标主要是组织的供氧量以及耗氧量,氧分压(partial pressure of oxygen, PO_2)、氧容量(oxygen capacity, CO_2 max)、氧含量(oxygen content, CO_2)、氧饱和度(oxygen saturation, SO_2)、动脉-静脉血氧含量差(arterio-venous oxygen content difference, A-VdO_2)、氧解离曲线(oxygen dissociation curve)、半饱和氧分压(P50)是评价组织中存氧量的必要指标。造成组织缺氧的因素很多,组织的氧气供应不足或者氧的结合及利用障碍,以及血流量减少和动脉血氧含量的降低等,都是造成组织缺氧的因素,心、脑等重要生命器官的严重缺氧是直接导致生命终结的因素。临床上常见的缺氧以混合性缺氧为主,是多器官相关联性的缺氧。氧疗的目的是纠正组织缺氧,通过各种不同手段提高组织间氧分压、动-静脉氧差等,从而增加细胞摄氧量,为细胞内有氧代谢提供充足的氧。

氧疗具有悠久的历史,创面氧气治疗方法又简称为创面氧疗,是指将氧气以各种方式作用于患者全身或者损伤局部,以期达到提高局部受损组织内动脉血氧分压和动脉血氧饱和度,增加动脉血氧含量,改善损伤组织内环境,提高局部血供、氧供,恢复组织间的有氧代谢功能,促进组织的新陈代谢,加速创面愈合目的的一种治疗手段。创面氧疗通过各种方法,使氧在创面局部组织中含量增加,有利于细胞摄取,从而进行细胞内的一系列新陈代谢活动。

1.2.2 氧疗用于创面修复的机制

1.2.2.1 创面愈合的过程

创面是指正常皮肤组织在外界致伤因子如外科手术、外力、热、电流、化学物质、低温，以及机体内在因素如局部血液供应障碍、高血糖及糖尿病等所导致的损害，常伴有皮肤完整性的破坏以及一定量正常组织的缺失。此外，皮肤的正常功能也受到损坏。而这种表皮、真皮、结缔组织、血管网的破坏经过组织的再生可逐渐愈合。正常创面愈合过程是一种经过机体内部精细网络调节的渐进愈合过程，根据创面的直径、深度、感染情况，一般会在几天或者几周内结束，通过上皮细胞、成纤维细胞、血管内皮细胞等的增生及胶原蛋白的沉积来恢复皮肤结构和功能的完整性。各种因素导致的创面不愈合，不但会影响皮肤作为机体的屏障功能，还可能成为严重的感染途径，伴随经创面体液的丢失，进而引起其他严重的并发症，因此，加速创面的愈合具有重要的意义。组织修复的基本方式通常是由伤后细胞的增殖、迁移，细胞基质分泌、充填、连接、构建和替代损伤后的组织，理想的修复是恢复原来组织的正常结构和功能，称为完全修复。但是很多时候不能完全达到这种修复，会因为各种细胞增殖、修复条件的差别而导致各种组织修复情况相差甚远，即组织不是由原来性质的细胞修复，而是改变原有结构，通过局部瘢痕化填充修复。

(1)正常的创面愈合　有以下3个典型阶段。

1)炎症反应阶段：创面形成后数小时内便开始出现炎症反应，表现为充血、浆液渗出及白细胞游出，创面出现局部红肿反应。早期创面内以中性粒细胞为主，3 d后转为以巨噬细胞为主，创伤后血液和渗出液中的纤维蛋白原在创面内快速凝固形成血凝块，创面表面的血凝块干燥形成血痂皮，血凝块及痂皮对创面起着保护的作用。

2)细胞增殖分化和肉芽组织形成阶段：局部炎症反应开始后不久，创面周围即开始有新生细胞形成。成纤维细胞、内皮细胞等增生、分化、迁移,分别合成、分泌组织基质(主要为胶原)和新生毛细血管,并共同构成肉芽组织,创面边缘新生的成肌纤维细胞(myofibroblast)的牵拉作用会导致创面收缩,在创伤后 2 周迅速缩小创面。

3)组织塑形阶段:经过细胞增殖、分化和肉芽组织形成,伤处可以达到初步愈合,但是伤处细胞结构和含量与原来组织存在明显差异,组织通过进一步修复重建完成创面愈合,主要包括胶原纤维的交联增加、强度加强,多余的胶原纤维被降解,多余的毛细血管网减退等过程。经过组织不断的修复重建,最终胶原纤维与皮肤表面平行。

(2)不同损伤程度及感染创面的愈合　根据损伤程度及创面感染的情况,创面愈合可分为以下 3 种类型。

1)一期愈合(healing by first intention/primary healing):见于损伤程度轻、范围小、局部无感染和坏死组织,再生修复过程迅速的创伤,例如清洁 I 类手术切口。这种创面中仅有少量血凝块,局部炎症反应较轻微,表皮再生在 24 ~ 48 h 内便可将创面覆盖。肉芽组织在第 3 天就可从创面边缘长出并快速将创面填满,5 ~ 6 d 拆线时胶原纤维形成,经过 2 ~ 3 周完全愈合,留下一条线状瘢痕。

2)二期愈合(healing by second intention/secondary healing):见于损伤程度大、范围大、坏死组织多或者合并创面感染等情况。通常以纤维组织修复为主,愈合后不同程度影响组织结构和功能的完整性。

3)三期愈合(three-phase healing):见于感染较重的创面,通常需要先进行清创引流,经过 3 ~ 5 d 处理后再行延期修复,最终可达到或近似一期愈合。

因此,临床上应该尽量做到一期愈合,减少二期愈合的概率。

(3)影响创面愈合的因素　创面的修复方式直接影响创面愈合的时间及瘢痕形成的大小,从而对组织的结构与功能造成严重的影响。治疗原则应是尽快缩小创面,防止再损伤和促进组织再生。而影响组织再生修复的因素主要包括全身因素及局部因素两方面。

1）全身因素：①年龄。青少年的组织再生能力强，通常创伤后愈合更快，愈合情况更加满意。老年人由于再生能力差，甚至由于机体伴发疾病的影响，例如老年人血管硬化、血液供应减少，甚至包括合并的糖尿病、痛风、下肢静脉曲张等严重影响创面愈合的疾病，常常使创面修复困难，易发展为慢性难愈性创面。②营养不良。蛋白质、维生素 C 及铁、铜、锌等微量元素缺乏或者代谢异常会对创面愈合有抑制作用，大量使用糖皮质激素、机体免疫功能低下以及全身严重并发症等均会对创面愈合有很大影响。

2）局部因素：①感染。局部因素中感染是最常见的原因，细菌感染会损伤细胞和基质，局部炎症反应持续时间长，这不仅加重局部组织损伤，也妨碍创面愈合。创面感染时，渗出物很多，可增加局部创面的张力，常使正在愈合的创面或已缝合的创面裂开，或者导致感染扩散加重损伤。因此，对于感染的创面，不能缝合，应及早引流，待感染被控制后才能进行修复。此外，创面中的坏死组织及其他异物，也会妨碍愈合并增加感染机会。创面如有感染、坏死组织及异物，需要彻底清除坏死组织才能促进创面缩小、愈合。清创的目的是使本来为二期愈合的创面，愈合的时间缩短，甚至可能达到一期愈合。②血液循环。局部血液循环可以提供组织再生所需的氧和能量，同时可以吸收坏死物质及控制局部感染。局部血液供应良好时，创面愈合较好；相反，局部血液循环不良时，创面则愈合不佳，甚至迁延难愈。临床上常用的某些药物湿敷、热敷以及贴敷中药和服用活血化瘀中药等方法，都有改善局部血液循环的作用，而氧疗也是为了提高局部组织间氧分压，进一步促进组织再生修复。③神经支配。完整的神经支配对组织再生有一定的作用。例如麻风引起的溃疡不易愈合，是神经受累的缘故。自主神经的损伤，使局部血液供应发生变化，对组织再生的影响更为明显。

1.2.2.2 氧对创面愈合的影响

氧是人体进行新陈代谢的关键物质，是机体生命活动的第一需要，在组织修复中扮演着重要的角色。氧进入细胞后在线粒体中参与了氧化磷酸化过程，这个过程合成了腺苷三磷酸（adenosine triphosphate,ATP),其合成的主要能源为葡萄糖通过氧化分解释放的能量。ATP 在细胞内储存和传递化学能。组织间氧供充足对细胞中产生和维持 ATP 水平,甚至对细胞的正常蛋白质合成功能都至关重要。此外,机体正常代谢可以产生活性氧(ROS),线粒体是 ROS 的重要来源。据报道,ROS 如过氧化氢(H_2O_2)和超氧阴离子(superoxide anion,O_2^-)在创面愈合和杀死细菌方面都有重要作用。尽管缺氧和富氧都会导致 ROS 的生成,但是它却不能在无氧的情况下产生。ROS 是吞噬细胞发挥吞噬和杀伤作用的主要介质,低浓度的 ROS 在整个创面愈合过程中都起着重要的信使作用。缺氧可调控缺氧诱导因子-1(hypoxia-inducible factor-1,HIF-1)的产生及稳定表达,其由 HIF-1a 和 HIF-1b 两个亚单位组成,在缺氧时两个亚单位形成有活性的 HIF-1,作为转录因子进入细胞核中调节多种基因的转录。HIF-1 可以与基因启动子中的缺氧反应元素结合,HIF-1a 调节基因参与葡萄糖代谢、红细胞生成、铁运输、血管张力控制和血管生成等过程。因此,HIF-1 也调节了创面内氧平衡,缺氧也会降低炎症介质 IL-2 和 IL-8 产量,IL-2 和 IL-8 在激活中性粒细胞、巨噬细胞、T 细胞、内皮细胞中起重要作用,因此氧气对创面炎症反应过程起重要作用。

(1)氧在创面炎症反应阶段的作用　创伤出现的早期,创面中血管的破坏增加氧的消耗,加之局部组织水肿,形成缺氧的环境。创面中央的氧分压为 0.00～1.33 kPa(0～10 mmHg),创面外围氧分压约为 8 kPa(60 mmHg),而动脉中的氧分压约为 13.33 kPa (100 mmHg)。缺氧最初通过激活 ROS,诱导细胞因子由血小板、单核细胞和实质细胞中释放来启动创面愈合。在创面愈合中的血液凝固阶段,凝血反应和血小板衍生生长因子(platelet-derived growth factor,PDGF;也称血小板源性生长因子)的功能也有赖于 ROS 的活性。急性缺氧促进创面早期开始愈合,创面组织氧化功能的恢复是非常重要的。慢性缺氧会损害创面愈合所有的过程,因为缺氧会导致机体酸毒症和 ATP 的生产不足,而难以维持正常的细胞增生功能。在炎症阶段,缺氧虽然在凝血过程中有很重要作用,但氧气的存在对感染的预防和控制却是至关重要的。ROS 对预防创面感染有重要作用。凝血开始后,中性粒细胞和单核细胞渗透到创面部位并通过呼吸爆发过程产生 ROS,研究发现 ROS 在氧分压为 6.00 ~ 10.67 kPa(45 ~ 80 mmHg)时生成,最大生成含量的氧分压为 40 kPa(300 mmHg)。氧分压的数值也被证明对手术创面感染具有预测性。在一项前瞻性研究中,500 例结肠直肠切除术患者被分为两组,术后 2 h 一组接受 80% 的氧气治疗,另一组则接受 30% 的氧气治疗,研究发现创面感染率与皮下氧分压成反比。

(2)氧在创面细胞增殖分化和肉芽组织形成阶段的作用　创面愈合过程中细胞增殖分化和肉芽组织形成阶段,包括新生血管化、肉芽组织形成、上皮细胞爬行的过程。新生血管生成及胶原沉积是创面肉芽组织形成的重要因素,尽管在各类急性和慢性创面中,创面局部一定程度的缺氧环境对肉芽组织中血管生成具有积极作用,但是血管生成重要的刺激者是缺氧和 ROS,二者刺激巨噬细胞、成纤维细胞、内皮细胞和角化细胞合成血管内皮生长因子(vascular endothelial growth factor,VEGF;也称血管内皮细胞生长因子)。急性缺氧是这一过程的发起者,但是长期的缺氧则会损害新血管的生成。缺氧激活转录低氧诱导因子(HIF)-1。HIF-1a 是绑定在 VEGF 基因启动子区域内的缺氧效应元件,它反过来又调控 VEGF 发生作用。VEGF 是主要的血管生成生长因子,它可刺激内皮细胞迁移、增殖并形成无数的新生毛细血管。缺氧也会诱导产生一种 VEGF 受体,即血管内皮生长因子受体 1(vascular endothelial cell growth factor receptor 1,VEGFR-1;FLT-1)。实验证明,缺氧和高氧环境下 VEGF 的表达都有所增加。针对这个明显的悖论,唯一的解释可能就是 VEGF 在机体氧失衡时会被诱导产生。然而要想促使新血管生成更多,只有维持足够的氧。不管 VEGF 最初是被何种条件诱导产生的,组织的重建都需要高氧分压,有研究者提出缺氧条件可以通过补充 VEGF 来克服其对血管生成的抑制作用,富氧和缺氧都能影响胶原蛋白合成。而且胶原蛋白合成的步骤中都需要氧,包括转录后的脯氨酸赖氨酸羟化和交联等,胶原沉积量与氧含量呈正相关，慢性创面中央氧分压明显降低，研究报道慢性创面中央氧分压仅仅为0.00～1.33 kPa（0～10 mmHg），创面处于严重缺氧状态，使成纤维细胞增殖减慢甚至停止，胶原纤维合成障碍。有研究认为通过提高创面表层下2 mm组织的氧分压，可以有效促进新生血管生成和胶原沉积，进而促进创面的愈合。

（3）氧在创面组织塑形阶段的作用　组织重建的开始是在受伤之后几天并可持续2年，早期创面收缩导致创面愈合，这个过程由部分成纤维细胞分化形成可以收缩的成肌纤维细胞激活，这个过程由氧触发，并由转化生长因子-β_1（transforming growth factor-β_1，TGF-β_1）、转化生长因子-β_2（transforming growth factor-β_2，TGF-β_2）和PDGF来调节。当细胞增殖主要阶段完成后，未知的停止信号会诱导成纤维细胞、角化细胞和内皮细胞的分化。Ⅲ型胶原蛋白逐步被更加稳定的Ⅰ型胶原蛋白所取代，整个过程在严格的需氧环境下完成，由成纤维细胞产生并按生理结构沉积。胶原蛋白代谢和分解极其重要的介质是基质金属蛋白酶（matrix metalloproteinases，MMPs），是由巨噬细胞、角化细胞、内皮细胞和成纤维细胞在需氧条件下产生的。故在组织塑形的完整阶段，氧对组织的再生及修复，减少瘢痕的形成具有十分重要的作用，促进创面愈合需要纠正愈合过程中各种导致创面缺氧的内在、外在因素。

（4）氧在慢性难愈性创面的作用　皮肤创面愈合机制是创伤修复领域研究的重点。再上皮化（re-epithelialization）是皮肤创面愈合过程中的重要过程，旨在恢复创面的屏障，是创面修复的标志，各种原因所致的延迟再上皮化，导致临床上常见的慢性难愈性创面。慢性难愈性创面没有具体的定义，目前通常理解为在各种内在或外界因素作用下，创面均不能按照正常的创面愈合进程达到愈合。慢性创面根据其病因分为糖尿病溃疡、动脉性溃疡、静脉性溃疡、压疮（pressure sore；也称褥疮）等。外伤或者疾病导致大片皮肤组织缺损，可导致严重的损伤，甚至引起死亡。据调查统计，罹患慢性创面的患者平均住院时间是21 d，平均住院花费12 227元，平均愈合时间是83 d。

由于治愈率低、发病率高，慢性难愈性创面日益成为临床上的一大顽疾，因而逐渐受到医学界的重视和研究。临床上常见的一些疾病，如糖尿病、压疮、放射性损伤、外周血管疾病、静脉淤滞性疾病等，通过一系列诱导因素（如血管断裂、需氧需能量的增加等）导致局部组织的氧分压下降，使创面处于局部缺氧状态，进而引发慢性难愈性创面的发生。研究发现，纠正创面内缺氧环境，对创面愈合有显著的促进作用。创面局部组织缺氧的常见病理原因是血管床的改变，例如动脉硬化、微血管或大血管病变、静脉高血压、组织灌注减少、水肿导致毛细血管间的距离增加等。目前普遍认为局部组织的缺氧对慢性创面组织再生有较大的抑制作用，随着组织氧分压测量方式的进步，研究发现慢性创面组织的氧分压为0.67～2.67 kPa(5～20 mmHg)，而正常组织中为4.00～6.67 kPa (30～50 mmHg)。而慢性创面与急性创面不同的是，这种组织缺血、缺氧状态会持续很长时间，大多时候难以经过治疗得到明显改善，这对成纤维细胞、内皮细胞、上皮细胞等的增殖、迁移、分化都有很大抑制作用。此外，慢性创面长期不愈和持续的缺血、缺氧环境会导致细菌的生长繁殖，诱导中性粒细胞分泌前炎症细胞活素，导致慢性创面内长期的炎症反应。据报道，提取慢性创面中的组织进行培养，发现其增殖、分化、生长能力较正常组织差，可能与其长期处于缺血、缺氧环境有关。针对慢性难愈性创面的治疗，需要认识到其与急性创面情况的不同之处，不仅需要通过各种治疗方式改善局部组织的缺血、缺氧状态，更要考虑患者全身条件。只有这样，才能从根本上解决创面难愈问题。

1.2.3 氧疗用于创面修复的原理

氧疗在慢性创面的使用已有一段时间，以高压氧疗、局部氧疗为主，此外还有输注高氧液体的治疗方法。氧疗的使用不是一个固定的模式，对创面氧疗的时机、压力、疗程以及氧使用的时间、浓度等都很重要。氧疗对创面生化功能的影响表现在耗氧量的变化、新陈代谢的影响及对各种酶活性的影响。

高压氧疗从20世纪60年代即开始应用于临床慢性创面的治疗,高压氧疗与局部氧疗均经美国食品和药品监督管理局(Food and Drug Administration,FDA)认证成为慢性创面治疗的方法。高压氧治疗学是一门涉及临床各科的边缘学科。高压氧疗是指患者暴露在特殊的加压舱内,在增加的大气压力环境,患者通过吸入100%医用纯氧气体的治疗方式。一般分为单人和多人纯氧舱,纯氧舱内施加的压力通常是2~3个绝对大气压(absolute atmosphere,ATA),每次治疗1.5~2.0 h,每天1~2次。有研究证明,高压氧疗法可以使动脉血液中的 PaO_2 提高266.67 kPa(2 000 mmHg),可以提高组织氧分压两倍以上。目前高压氧疗已经被广泛应用于临床上慢性难愈性创面的治疗。海底和超高压医学学会(Undersea and Hyperbaric Medical Society,UHMS)推荐高压氧疗的13个适应证,与创伤有关的适应证包括延迟辐射损伤(例如骨坏死)、软组织感染、慢性难愈性创面、热烧伤、皮肤移植和皮瓣移植、挤压损伤、肌炎及肌坏死、难治性骨髓炎。非创伤相关指标包括减压疾病、空气/气体栓塞、一氧化碳中毒等。

虽然缺氧环境是内源性血管生成的启动条件之一,但是血管的生成需要有持续的氧与能量供应,组织缺氧状态会阻碍新血管的持续生成,作者认为缺氧时创面内新生血管生成启动的原因主要是机体在缺氧环境中的一种代偿作用。研究人员在动物实验中发现,高压氧疗直接促进新血管生成,并具有剂量依赖性,在2.5个ATA时,高压氧疗的促血管生成效应达到峰值。研究证明,高压氧的应用可促进创面边缘的血管生成反应,反应的程度取决于创面中心前血管生成因子含量的增加。

Kessler等认为,高压氧疗主要通过两种形式将氧供应到创面组织内:第一种是结合在血红蛋白分子中的氧,第二种是溶解在血浆中的氧。理论上高压氧并不能显著增加结合在血红蛋白上的氧,但是溶解在血浆中的氧会显著增加,随着机体的血液循环到达创面。如果创面组织中血管情况良好,结合在血红蛋白中的氧和溶解在血浆中的氧都可以很容易进入创面组织内发挥作用;如果创面组织血管条件太差,氧也可以通过渗透作用进入创面组织中。由于慢性创面组织的再生对能量和氧的需求很高,而创面内血管网已经被破坏,因此,慢性创面内经常由于局部缺血或组织灌注不足而处于缺血、缺氧状态。用高压氧治疗时,在有足够的动脉血流条件下,溶解在血浆中的氧气与氧分压有很大关系,血浆内能溶解足够的氧来满足组织对氧的需要。在 2.0 ~2.5 个 ATA 时,溶解在血浆内的氧气增加 10 倍,有利于氧气进入缺血组织,为组织再生、分化提供足够的氧。除可增加组织内氧气量外,高压氧尚可有效增加氧气的可利用率,在用高压氧治疗期间,氧气可进入皮肤和创面组织内,并进一步增加运送到组织内的氧气。另外,动脉氧分压的增加导致血管舒张,使流入毛细血管床的血流减少,毛细血管内压力降低,使含氧量高的血液进入组织,促进血管生成、胶原合成及创面愈合,治疗效应可持续 2 ~4 h。Hopf 等研究认为,高压氧治疗慢性创面最重要的特点就是对新生血管的促进作用。动物研究表明,比较高压氧治疗后创面组织平均血管分数值,随着对大鼠创面模型施加的氧气及压力的变化,创面组织内新生血管生成情况也在逐渐变化,当氧气室内由空气逐渐变成纯氧时,平均血管生成分数逐渐增加,直到 2.5 个 ATA 时,它才开始逐渐下降。

慢性创面组织常常由于局部缺血、缺氧,或者伴随其他并发疾病,导致创面感染,细菌大量滋生,特别是厌氧菌的大量存活,细菌代谢产生的乳酸盐含量也不断增高,同时大量细菌也不断消耗创面组织内的能量,使慢性创面迁延难愈。另一方面,高压氧疗产生的游离氧自由基可以直接破坏厌氧菌的脱氧核糖核酸(deoxyribonucleic acid,DNA)链。研究发现,噬菌体内的自由基可使病原体失活,噬菌效应需要大量消耗氧气来形成反应媒介,而高压氧疗可提高白细胞通过噬菌效应杀伤病原体的能力,减轻缺氧组织的炎症反应,但是缺氧可抑制该效应;可增加部分抗生素的运送与活性,来抵制缺氧导致的抗生素运送与活性减弱;可改善免疫反应,通过抑制中性粒细胞黏附而减弱不适宜的炎症反应,以发挥其改善利用与控制炎症反应的能力。

创面的局部氧疗与高压氧疗不同,它是将创面直接暴露于常温、常压下的纯氧环境中进行施治。对比全身氧疗,局部氧疗不依赖于血管系统将氧气输送到受损创面局部。对比高压氧疗,局部氧疗成本低,安全性增加,减少对全身并发症及生理的影响,包括减少自由基的形成以及可以有效地将氧气输送到创面表面。早在 1985 年 Brown 对小腿部的溃疡用塑料袋套入并系紧袋口,然后通过塑料管向袋内输送纯氧的方法进行治疗,取得良好疗效。而后创面局部氧疗的方法逐渐发展,主要有以下几种形式:局部加压氧疗(topical pressurized oxygen)、局部持续氧疗(local persistent oxygen therapy)、生物含氧敷料氧疗等。它们都是氧气通过渗透方式进入创面组织中,提高组织间氧分压,从而改善细胞利用氧来促进创面愈合,但是目前尚没有统一认可的局部氧疗设备。局部氧疗法的一个根本问题是如何改善创面组织的氧分压,从而对创面愈合过程中氧气依赖的过程起到促进作用。虽然气态氧可以通过任何可渗透的表面扩散,但在创面愈合过程中,只有很小一部分的氧气能够通过皮肤和创面渗出进入人体。这与皮肤的厚度和创面床上的液体有关,这些因素是氧气扩散的屏障,这个屏障可以通过增加压力、改变温度或者其他方法进而改善氧气对创面组织的扩散。例如温度的升高会导致水中氧气的减少,氧气局部压力的增加会导致溶液中氧气的增加。Richard 等通过使用局部氧疗的方法在猪背部创面模型中进行研究,检测持续氧疗时创面组织中的氧分压情况。他们发现,创面以下 2 mm 的组织内氧分压逐渐增加,经过病理学分析发现,局部氧疗可促进上皮细胞增生,使 VEGF 和角蛋白等的表达增加,对创面新生血管形成和胶原蛋白沉积都有积极作用。因此,为了提高氧渗透进入创面组织的含量及渗透深度,需要对慢性创面组织进行彻底清创,清除覆盖创面的坏死组织和水分,使氧更好地渗透入组织间隙。

感染是影响创伤愈合的重要因素之一,创面感染后,局部炎症反应增强,创伤形成初期正常的炎症反应对创面的愈合有正面的作用,但是炎症反应过度激活,合成和释放过量的炎症因子及炎症介质,将对创面的愈合造成极大的损伤。局部氧疗将氧气直接作用于创面,使组织细胞沉浸在一个富氧环境中,可以直接提高创面组织内氧含量,抑制创面细菌繁殖,控制感染,调节创面炎症反应,进而促进创面愈合。Brown 在应用氧治疗痔疮术后切口时采用直接对切口吹氧疗法,获得明显疗效。Hopf 等通过对 130 例患者创面皮下氧浓度与创面感染发生情况进行的前瞻性研究中发现,患者创面皮下氧浓度与出现创面感染情况的可能性成反比,推论提高创面皮下氧浓度,可以降低患者创面感染率,也就是说高压氧疗可以促进创面愈合。创面形成后中性粒细胞、巨噬细胞、单核细胞、内皮细胞等均能产生反应性氧族(活性氧,ROS)、氧自由基和 H_2O_2 的特殊酶,用以对抗创面的细菌感染和微生物滋生。烟酰胺腺嘌呤二核苷酸磷酸(nicotinamide adenine dinucleotide phosphate,NADPH;也称还原型辅酶Ⅱ)氧化酶是 ROS、氧自由基和 H_2O_2 产生的关键因素,这个过程是高度依赖氧的过程[氧分压在 5.33 ~ 10.67 kPa(40 ~ 80 mmHg)]。有研究发现组织内氧分压低于 5.33 kPa(40 mmHg)时,中性粒细胞就会失去杀灭细菌的作用。通过局部氧疗,提高创面组织内局部氧浓度,可提高组织间氧分压,使细菌生长受到抑制,减轻创面局部感染情况,增强细胞的有氧代谢,增强中性粒细胞、巨噬细胞杀菌功能,降低急性期 C 反应蛋白量,减少创面组织坏死,从而加速创面愈合。

局部氧疗能促进血管生成和胶原纤维沉积。创面愈合过程中,新生血管生成及胶原沉积是创面肉芽组织形成的重要因素。尽管在各类急性和慢性创面中,创面局部一定程度的缺氧环境对肉芽组织中血管生成有积极作用,缺氧环境通过促进 ROS 进而促进创面血管生成,然而慢性创面中央氧分压明显降低,创面严重缺氧,成纤维细胞增殖减慢甚至停止,胶原纤维合成障碍。研究发现在缺血创面模型中,创面边缘及创面底部新生血管数量明显多于创面中央,因为创面中央氧分压严重降低,通过局部氧疗改善创面中央氧分压后,创面中央新生血管数量和胶原纤维含量都明显增多。

创面愈合过程中,上皮爬行覆盖创面是创面愈合的一项重要因素，局部氧疗能促进创面上皮细胞爬行。Loo 和 Halliwell 等通过研究 H_2O_2 对角化细胞和成纤维细胞共培养的创面愈合模型发现，H_2O_2 可以促进角化细胞增殖率和上皮爬行距离，而上皮细胞爬行发生于创面组织浅层，需要有较好的肉芽组织生长之后才能有效进行。创面局部供氧后，提高创面表层组织的氧分压，为上皮细胞生长、爬行与细胞分裂过程的能量供应提供了有利条件。

1.3 氧疗用于创面修复的影响因素及实施方法

临床中应用氧疗的方法多种多样。①呼吸道给氧：经呼吸道给氧的方式多种，包括经鼻导管给氧、氧气面罩给氧、经气管导管给氧、电子脉冲给氧、机械通气给氧、高压氧舱给氧治疗等。在机体患病早期提高患者的血氧饱和度，改善组织缺氧状况。②局部给氧：可迅速提高经皮氧分压（percutaneous oxygen partial pressure，$TOPO_2$），减轻局部组织水肿，使创面表层细胞浸润在富氧环境，促进胶原纤维增殖，加速上皮化，创面结痂早，有利于预防创面感染。③高氧液体给氧：是通过静脉输注高氧溶液，将氧疗和静脉输液相结合的一种给氧方式，利用光化学溶氧技术将输注液体内的氧分压提高 5 ~6 倍。这种供氧方式不依赖血红蛋白的携带氧能力，快速提高血浆中的氧分压和氧饱和度，通过血供弥散到组织间隙，进一步被细胞摄取及利用。

1.3.1 评估创面愈合的影响因素对氧疗实施的重要性

处理慢性难愈性创面的最重要原则就是，评估潜在的风险，找出可能影响创面愈合的所有危险因素，通过全身性治疗纠正或者改善各种影响愈合的因素，进而成功治愈慢性难愈性创面，氧疗实际上作为一种慢性创面传统治疗方法的辅助治疗手段。因此，在实施氧疗前需要综合评估影响创面愈合的因素，主要包括以下几个方面。

1.3.1.1 全身因素

（1）年龄 高龄是影响组织修复的一个重要因素。随着年龄增长，机体营养不足或者免疫力降低，抗感染的反应性降低，胶原的合成和降解率降低，血管生成延缓以及上皮爬行速度减慢等因素都会导致组织修复速度缓慢，创面愈合延迟。

（2）营养 营养不良可显著延缓创面愈合。蛋白质缺乏将影响组织修复，增加创面感染率，营养不良所致机体负氮平衡必然影响胶原合成。因此对于慢性难愈性创面的患者，需要进行详细的病史采集、体格检查和实验室检查，需要着重关注患者过去几个月的体重，有无存在可导致营养不良的全身性疾病。治疗期间注意监测血浆中白蛋白、转铁蛋白和前白蛋白等的含量。维生素 C 在创面愈合的炎症期有积极作用，是中性粒细胞产生过氧化物杀灭细菌所必需的，在白细胞氧化杀菌中起到重要作用，同时它对胶原合成也是十分重要的，可以作为脯氨酸和赖氨酸羟化的辅助因子，促进胶原合成和交联，提高创面局部强度。慢性难愈性创面患者常伴有维生素 C 消耗增加，适当补充维生素 C 对创面愈合有积极作用。

（3）糖尿病 糖尿病是导致慢性难愈性创面的一大病因。糖尿病患者多伴有严重的进行性下肢动脉损伤，进一步导致足部慢性缺血状态；同时糖尿病导致细胞免疫缺陷，白细胞趋化作用和吞噬作用减低，造成组织抗感染能力减弱。此外，由于体内胰岛素分泌调节功能不正常，影响了机体的糖代谢，使糖的利用率降低，组织的再生修复功能受累，从而造成创面延迟愈合。糖尿病患者的慢性创面治疗，需要严格监测、控制血糖水平，同时监测下肢血管情况，缺血、缺氧状态等情况。

（4）药物作用 化疗药物可以抑制炎症，减少蛋白质合成和细胞增殖，它减少了中性粒细胞成分，使炎症细胞和血小板数量降低，导致局部组织中生长因子不足，影响了创面正常愈合。例如外源性肾上腺皮质激素抑制了创面早期的炎症反应，妨碍创面愈合，且它对创面愈合的各个阶段都有抑制作用。大剂量类固醇还可抑制脯氨酸羟化酶活性,影响创面愈合。

(5)放射性治疗　放射线对小血管的损伤,造成闭塞性动脉内膜炎,并直接损伤各类细胞,进而造成局部组织缺血、缺氧,增加术后发病的危险性。一般情况下辐射的作用发生相对较晚,在放射治疗后的6周至4个月之间做手术,术后发生创面不愈合的风险就会相对降低。

(6)吸烟　吸烟者血液循环中一氧化碳含量增加,一氧化碳与血红蛋白结合降低了氧的释放,进而导致组织缺氧。此外,尼古丁是一种潜在的血管收缩剂,它可以导致外周血管收缩,长期吸烟者出现周围血管硬化病可能性大,严重影响了创面愈合。

(7)缺氧　由于氧是组织细胞再生修复过程中不可缺少的成分之一,缺氧可能会导致创面愈合终止,并且对白细胞的杀菌作用也有影响,增加创面感染机会。这也是用氧治疗慢性难愈性创面的基本原理。通过检测创面周围经皮氧分压,可以有效评价组织缺氧程度。

1.3.1.2　局部因素

创面感染导致创面周围组织细胞活性异常,胶原代谢紊乱致使创面修复无序。感染区中性粒细胞吞噬细菌后,释放的蛋白酶和氧自由基可破坏组织再生,使胶原溶解超过沉积,引起创面延迟愈合。当感染存在时,细菌和炎症细胞增加了氧耗及其他营养物质的消耗,成纤维细胞代谢受损。创面局部良好的血液循环,既能保证所需要营养和氧的供给,也有利于坏死物质吸收、运输,控制创面感染。创面局部血供受解剖位置、切口部位、自身疾病(特别是动脉粥样硬化)和创面张力等影响。此外,创面湿润环境可以促进上皮生长,进而促进创面愈合。封闭性辅料可以防止创面干燥。

1.3.2　氧疗对不同类型慢性创面的影响

1.3.2.1　创伤性溃疡创面

创伤性溃疡创面多有明确的外伤史,在此基础上发生溃疡。通常由创面处理不当、清创不彻底、换药不当等原因引起，继发的感染、坏死及血管、神经损伤影响创面肉芽组织的生长，影响创面修复。此类慢性溃疡创面需要手术治疗，彻底清创后植皮或者皮瓣移植修复，必要时可先行负压封闭引流（vacuum sealing drainage，VSD）装置引流，促进创面肉芽生长，减轻创面感染。氧疗有助于改善此类创面组织的缺血、缺氧状态以及增强创面抗感染能力，从而加速创面肉芽组织生长。

1.3.2.2 糖尿病足创面

糖尿病足（diabetic foot，DF）是与局部神经异常和下肢远端外周血管病变相关的糖尿病患者的足部感染、溃疡和深层组织破坏，糖尿病足创面根据其不同分期有不同的治疗原则。首先控制血糖、抗感染，其次根据 STAGE 原则［STAGE 原则是指在糖尿病足溃疡、坏疽的处理过程中，需按照感染累及层次，采取逐层切开直至感染灶；在治疗过程中，分层次、分阶段以血管生成（angiogenesis，A）为基础，在此基础上可逐渐实现清除坏死骨（skeleton，S）及肌腱（tendon，T）组织后，毛细血管长入，肉芽组织覆盖骨、肌腱，进而应用药物促进创面肉芽组织生长（granulation，G）和再上皮化（epithelialization，E），最终实现创面的愈合］进行治疗。

S 阶段：即 Wagner 分级 3 级以上的糖尿病足可合并骨髓炎，如骨髓炎不能有效处理则创面封闭后会反复破溃，经久不愈。一般需要清除死骨、残骨及感染的骨质，或行足趾截除，为肉芽组织生长提供基础。

T 阶段：需要彻底清创，清除完全变性、坏死的肌腱。对于被肉芽组织覆盖的变性坏死肌腱，由于存在覆盖肉芽组织水肿现象，此时应充分引流，去除肉芽组织和坏死肌腱，使创面重新生长。

A 阶段：创面局部毛细血管自基底部或周围组织长入未变性肌腱或组织的过程，即是创面床血管化的过程。对于部分适合的患者，可以手术治疗改善血运；对于不适合的患者，则可采取保守治疗，通过服用血管扩张剂、中药制品，局部使用表皮生长因子等治疗加以改善。

G 阶段：G 阶段是肉芽组织填充创面的过程，此阶段主要是促进肉芽组织生长，去除坏死及老化肉芽组织。

E 阶段：可适当减少换药次数，换药需要轻柔粘除创面分泌物，忌擦拭而损伤创面刚出现的表皮细胞。对于较大的创面，可采用植皮的方法修复。

氧疗对于糖尿病足愈合过程中的作用包括控制感染及改善血运、缺氧情况，其对 G、E 阶段组织的再生具有极为重要的意义。

1.3.2.3 压力性损伤

压力性损伤又称压力性溃疡、压疮、褥疮，是压力、剪切力或者摩擦力等导致的皮肤、皮下组织和肌肉的局限性损伤。

(1) 分期　根据损伤程度分为以下 4 期。

Ⅰ期：皮肤完整，出现以指压不会变白的红印。临床症状为皮肤完整但发红。

Ⅱ期：表皮或真皮受损，但尚未穿透真皮层。临床症状为疼痛、水疱、破皮或小浅坑。

Ⅲ期：表皮和真皮全部受损，穿入皮下组织，但尚未穿透筋膜及肌肉层。临床症状为有不规则形状的深凹，创面基部与创面边缘连接处可能有潜行凹洞，伴有组织坏死及渗液，但创面基部基本无痛感。

Ⅳ期：皮肤广泛性受损，涉及筋膜、肌肉、骨和支撑结构。临床症状为肌肉或骨头暴露，可有坏死组织潜行深洞或瘘管，伴有局部创面渗出液。

(2) 处理原则

Ⅰ期、Ⅱ期压疮处理原则：解除局部受压，改善局部血运，保护创面，去除危险因素，预防感染，避免压疮进展。

Ⅲ和Ⅳ期压疮处理原则：解除局部受压，去除坏死组织，控制创面感染，促进肉芽组织生长，尽快手术修复。采用氧疗辅助治疗，可以改善局部组织的血运、供氧，减轻组织的进一步坏死，降低创面感染风险，促进胶原合成与沉积，促进创面愈合。

1.3.2.4 动脉性溃疡

动脉性溃疡是动脉供血不足导致的慢性溃疡创面,多见于肢体动脉硬化闭塞症、血栓闭塞性脉管炎、糖尿病性动脉硬化闭塞症等。根据病情分为局部缺血期、营养障碍期、坏死期。这类创面的治疗需要针对病因去除引起缺血的原因,通常需要进行介入手术干预,氧疗对此类创面可以改善组织缺血、缺氧状态,但是前提是需要疏通血管,保证局部营养物质及氧气供应。

1.3.2.5 下肢静脉性溃疡

主要是下肢静脉淤血性溃疡,好发于胫部足靴区内侧、内踝及外踝,通常为圆形或者类圆形迁延不愈、反复发作的溃疡。其治疗主要是针对病因对症治疗,小腿静脉曲张的根本原因是静脉血管发生病变、扩张、迂曲,进而引起肿胀、酸痛、溃疡等不适。通过手术将其去除,不影响患肢正常血液供应,溃疡、瘙痒等症状也会随之痊愈。其次是进行抗感染、清创、创面换药等治疗。氧疗本身对静脉性溃疡并无明显疗效,但是可以为清创后静脉性溃疡肉芽组织的生长起到促进作用,为最后的上皮爬行或者大面积溃疡创面的植皮手术提供基础。

1.3.2.6 其他溃疡创面

其他如药物性溃疡、放射性溃疡等,类同于下肢静脉性溃疡的原理。氧疗可以促进肉芽组织生长,对创面抗感染有积极促进作用,为后期的创面植皮手术做准备。

(肖丽玲　饶从强)

2 高压氧在创面修复中的作用

2.1 高压氧疗用于创面修复概述

2.1.1 背景

高压氧(hyperbaric oxygen,HBO)治疗在全球范围内的普及可追溯至20世纪末。1982年就有学者指出,在进行含创面的手术治疗时,采用高压氧预处理创面,可显著提高手术成功率;并经组织学活检证明,HBO处理后创面血管分布及细胞增生都较未处理患者有显著改善。此后10年间,高压氧疗逐渐被人们接受与开发:1992年有文献指出,高压氧疗能提高白细胞的杀伤能力,抑制厌氧菌存活,避免毒性物质产生,提高红细胞柔韧性,减少组织水肿,并在缺少血红蛋白的情况下保证组织供氧和细胞内ATP供应;同时还能抑制脂质的过氧化作用,刺激成纤维细胞生长和胶原蛋白及毛细血管的生成。进入21世纪后,高压氧治疗的机制被进一步揭示。动物实验证明:HBO治疗对鼠类缺氧大脑有保护作用,其机制包括调节热休克蛋白(heat shock protein,HSP)水平,上调缺氧诱导因子-1α(hypoxia-inducible factor-1α,HIF-1α)表达,抑制细胞早期凋亡,降低磷酸化P38蛋白在易感细胞中的免疫反应性,并提高脑源性神经营养因子(brain derived neurotrophic factor,BDNF)表达等。除增强动物的脑缺血耐受力外,高压氧疗对其他急、慢性缺血缺氧损伤同样有效:在大鼠心肌缺血、家兔脊髓缺血等模型中,均体现了良好的组织保护作用。将高压氧应用于临床创面的研究近10年刚刚起步。2005年有文献指出,高压氧预处理能改善大鼠创面血供,促进血管内皮生长因子(VEGF)的合成与释放,并在HBO治疗结束后的

2 周内持续有效。临床资料证明，HBO 应用于急性挤压伤、骨筋膜室综合征、急慢性感染、晚期放射性损伤与糖尿病足等难治性创面时，均能收到显著的治疗效果。具体表现为减轻局部组织水肿，增加组织供养，促进成纤维细胞增生和血管生成，总体上降低患者组织坏死与致残风险等。

2.1.2 设备与操作

2.1.2.1 医用高压氧舱的设施

高压氧疗的主要设备是高压氧舱（图 2.1），将患者转移至舱体高压环境中通过吸氧进行治疗，因此需要医用加压系统设备来完成这一任务。医用高压氧设备由加压舱、加压舱的通信装置、空调、照明系统、操作控制系统、空气供气系统、供排氧系统等组成。

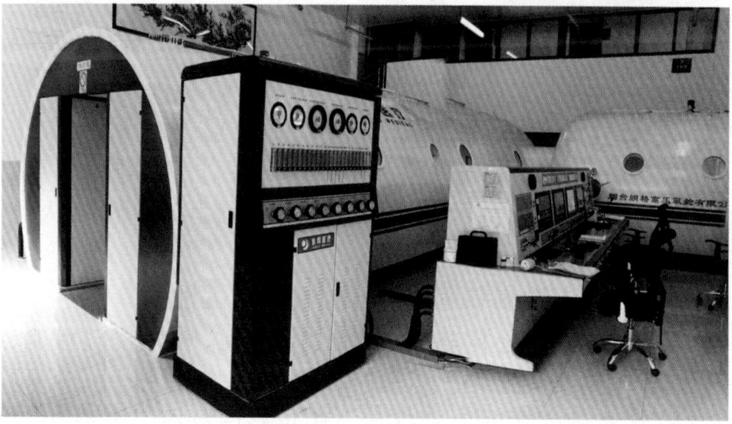

大型高压氧舱舱外

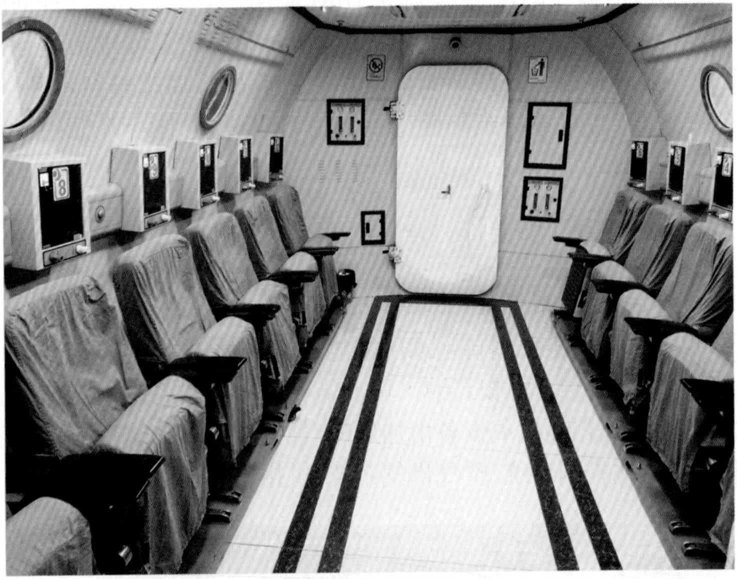

大型高压氧舱舱内

图2.1 大型高压氧舱

(1)根据加压舱内容纳人数分类　主要分为单人舱、双人舱和多人舱。

(2)根据加压舱容积分类　分为大、中、小型舱。

(3)根据加压舱功能分类　可分为治疗舱、手术舱、过渡舱、急救运输舱、动物实验舱及潜水减压病的特殊治疗舱等。

(4)根据加压介质不同分类　医用高压氧舱主要分为两种类型。

1)纯氧舱：用纯氧加压，稳压后患者直接呼吸舱内的氧气。①优点，体积小，价格低，易于运输，很受中小医院的欢迎。②缺点，加压介质为氧气，极易引起火灾，化纤织物绝对不能进舱，进舱人员必须着全棉衣物。国内外医用高压氧舱燃烧事故多发生在该种舱型。每次治疗多只允许一个患者进舱治疗，部分患者可出现“幽闭恐惧症”,操作期间医务人员一般不能进舱,一旦舱内有紧急情况,难以及时处理,不利于危重及病情不稳定患者的救治。

2)空气加压舱:将空气进行加压,稳压后根据患者病情,通过面罩、氧帐进行自主呼吸吸氧。①优点,安全系数高,设备体积较大,每次可容纳多位患者进舱治疗,治疗环境比较轻松,允许医务人员进舱操作,利于危重患者和病情不稳定患者的救治,如有必要可以在舱内实施手术。②缺点,设备体积较大,运输不便,建造价格昂贵。对空气加压氧舱而言,压力调节系统提供的空气既是建立舱内压力环境的压力介质(图 2.2),又是舱内患者在不佩戴面罩时的呼吸介质。

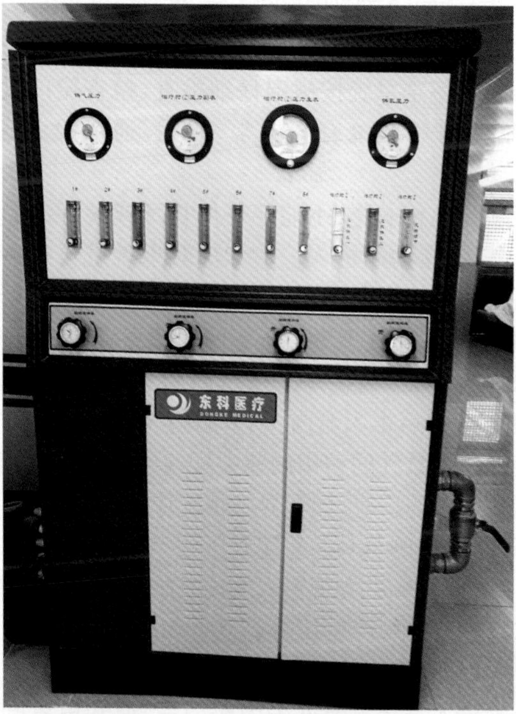

图 2.2 高压氧压力调节系统

(5)根据高压氧治疗舱不同进行分类　主要分为小型高压氧舱的单人舱与中、大型高压氧舱的多人舱。单人舱分为单人空气舱和单人纯氧舱。前者主要是患者推入舱内以后,加压空气,通过面罩吸入纯氧进行治疗;后者主要是患者处于俯卧位,于高压氧舱内直接吸入氧气。这两种单人舱舱内不需要工作人员陪同,舱外仅需要一名工作人员看护,以便随时处理患者高压氧治疗期间的不良反应。这种方法目前应用比较广泛,在我国的区级以上医院一般都有开展。多人的高压氧舱通常是多位患者共同使用,每个患者通过面罩吸入纯氧,舱内可容纳 5 ~ 10 位患者,但是舱内、舱外都需要工作人员陪同,由于操作复杂、成本高,目前在基层医院开展不多。

2.1.2.2　医用高压氧舱的操作管理

(1)单、双人氧舱的操作

1)加压前须将全系统按规定仔细检查,检查舱门是否关紧,压力表、氧气瓶即输气系统有无异常,照明、通信设备运作是否正常等。

2)患者须穿纯棉衣物,不能穿任何化纤或丝毛织品进舱,不准携带任何易燃、易爆物品进入。治疗前对患者进行病情评估,不存在任何高压氧治疗禁忌证。进行高压氧治疗时,首先指导患者练习捏鼻鼓气动作,然后交代患者高压氧治疗注意事项及可能发生的风险,最后开始进行高压氧治疗。操作时将患者平卧于拉出舱外约 2/3 的担架床上,然后推入舱内,锁紧舱门,告知患者“开始加压”并嘱其及时做好捏鼻鼓气的动作调节中耳气压。加压过程中,操作人员要密切观察患者的反应,如有异常情况应及时处理。

3)加压:加压用的气体(氧气或压缩空气)均需经二级减压器调压到 0.6 ~0.8 MPa 后方可输入舱内。加压时必须严格控制气体流量,开始时流量宜小,待舱压升到 0.6 MPa 后,可适当加快,但最快不应大于 0.015 MPa/min。

4)当患者进入高压氧舱并关闭舱门后,通知患者准备升压,采用压缩空气加压时,待舱压升到治疗要求的压力后,关闭加压阀使压力稳定,同时嘱患者带上吸氧面罩开始治疗。使用氧气加压时,为提高舱内的氧浓度，首先需要缓慢输氧进行洗舱，其方法：待舱内表压升到0.01～0.02 MPa时打开排气阀，同时开大进气阀，向舱内输氧加压的同时排出舱内的气体，并保持舱内压力不变2～3 min，然后关闭排气阀，继续加压。在稳压治疗过程中，每隔20 min左右循环输氧排气一次，方法与“洗舱”相同。

5）减压：治疗完毕，先嘱患者摘下吸氧面罩，告知“开始减压”。操作时严格按照减压方案减压，待舱内压力表指示舱内压为0后，方准打开舱门。严禁舱压尚未完全解除时开启舱门。

（2）多人氧舱的操作

1）由于进舱治疗患者人数较多，操作程序相对单人舱也更为复杂。每次行加压治疗前均需按规定将各系统检查一遍，包括管道是否通畅，舱门气密性是否良好，压缩空气的储备量，阀门的开关是否灵活，各种仪表、供氧装置、空调设备、递物筒、照明及通信设备的情况是否正常，观察窗有无损坏迹象和电视监视系统工作是否正常等。检查舱内治疗、抢救设备，急救药品，器械，供氧面罩，吸引装置及其他必要的物品是否完好。

2）进舱治疗患者必须逐一检查，不能穿任何化纤或丝毛织品进舱。不准携带任何易燃、易爆物品进入。评估患者不存在任何高压氧治疗禁忌证。注意询问，特别是咽鼓管的通畅性必须逐一检查。最后指导患者练习捏鼻鼓气动作，然后交代患者高压氧治疗期间的注意事项及可能发生的风险。

3）加压：等到患者在舱内坐好，开始加压前应先通知舱内“开始加压”，以便舱内患者及时做好张开咽鼓管的动作，对危重或昏迷的患者应向鼻腔内滴入黏膜血管收缩剂或进行鼓膜穿刺。

4）加压速度开始时宜慢，逐渐加快。如舱内表压在0.05 MPa（1.3个ATA）以下时，可以0.02 MPa/min的速率进行加压，根据舱内患者咽鼓管开通情况进行调整，必要时停止加压，鼓励咽鼓管开启困难的患者做捏鼻鼓气动作。继续加压至舱压在0.05 MPa后，加压速度可以适当加快到0.03～0.05 MPa/min。

5）加压过程中医务人员应密切观察舱内患者的反应，经常询问有无异常感觉，如有耳部疼痛发生，则应暂停加压并嘱患者做使咽鼓管张开的动作（捏鼻闭口鼓气或做连续吞咽动作），以调节中耳内气压使之与舱内压力平衡。若仍无效果，可适当开启排气阀短暂地减压，同时嘱患者捏鼻鼓气，待耳痛消失后再继续加压。对于不能成功地进行中耳调压者应中止治疗，经过渡舱减压出舱。

6）稳压和吸氧：高压下维持又称为稳压阶段。进行高压氧治疗，当舱压升到预定的治疗压力后即关闭加压阀门使舱压稳定，然后打开供氧阀门，并通知舱内患者带上吸氧面罩，开始吸氧治疗，同时记录开启吸氧时间，并开启废氧排出管道的阀门。医务人员经常通过观察窗了解患者的吸氧情况，当舱内氧浓度超过25%时，要及时通风降低舱内氧浓度。

7）减压：高压氧治疗的减压方式有两种。一种为等速减压法，是以均匀的速度进行缓慢的减压。第二种为阶段减压法，目前还没有一个公认的高压氧治疗阶段减压表，可参照空气减压表的减压时间作相应延长。减压操作时必须严格遵照医师制订的减压方案进行，不得任意缩短减压时间，如因病情变化需要更改减压方案，须经制订治疗方案的医师准许。

（3）高压氧疗安全操作注意事项　①对进舱人员介绍进舱的安全注意事项，强调不能带入一切可能引起明火的火种。②严格将舱内氧浓度控制到≤25%。③加压前常规检查压力表的阀门是否完全打开，以免影响舱内压力的正确指示。④操作时控制加压速度，当舱内患者有任何不适时需要暂停加压或适当加压，待其好转后再继续加压。⑤加压过程中如发现压力表有疑问，应该立即停用，待查明原因，排除障碍后再继续使用。⑥舱内配备灭火设备，要求用高压的纯净水，高压气源应该选择对人无害的气体，不能用二氧化碳或者四氯化碳灭火器。⑦未按纯氧舱设计的加压舱不能做纯氧舱治疗使用。

2.1.3　高压氧疗的技术介绍

高压氧疗是将患者置于一个完全密闭的压力舱内，在高于

1.4 个 ATA 的环境下,经由面罩间歇性地吸入 100% 纯氧的治疗,高压氧中心医师会依照患者的疾病来决定治疗的疗程。

2.1.3.1 高压氧疗的时机

在患者病情允许的条件下,越早越好(如骨折 10 d 内开始治疗,连续做 20 次以上,一期愈合可达 100%)。

2.1.3.2 高压氧疗的效益

在高压的环境下吸入纯氧可以大幅增加血液中的氧分压,来提升血液及组织内的含氧量。身体组织血氧浓度上升有以下效益:①增加血中氧分压以利氧气扩散至受损组织,改善缺氧。②增进血管新生、成纤维细胞制造胶原蛋白以及增加肉芽组织生成,促进创面愈合。③增加白细胞吞噬能力以利感染控制。④利用氧气产生过氧化物,对厌氧性细菌有抑制及杀菌效果。⑤轻微收缩周边血管,降低腔室压力,改善受损部位水肿及组织肿胀或脑部水肿,加速置换血中一氧化碳,促进排除体内一氧化碳。⑥利用压力缩小血液中气泡体积,加速体内空腔氮气气泡的排除及减缓气体栓塞,改善血液循环。

2.1.3.3 高压氧疗的操作过程

(1)准备过程

1)凡需高压氧治疗的患者,在治疗前必须经高压氧专科医生检查,确认无禁忌证后方可进舱治疗。

2)做好宣教工作,教会患者做鼓气调压动作,防止在加压过程中引起耳痛影响加压,使患者积极配合进舱治疗。

3)教育患者及陪护严禁携带火种、火源、易燃易爆易挥发物品及电动电子玩具入舱,防止发生火灾。讲明手表带入舱内易造成机械损坏或走时不准,钢笔易造成墨水外溢等。

4)由于进舱时间较长(1 ~2 h),嘱患者及陪护进舱前排空大小便,不宜进食过饱或进食易胀气的食物,如牛奶、豆浆、薯类、萝卜、韭菜等。

5)配备衣物柜,吸氧物品专人专用。协助患者妥善保管存放治疗物品,发放病号服及存物柜钥匙,便于物品周转及管理。

6)嘱咐患者有特殊情况时及时与医生、护士取得联系,经诊疗无异常方可进舱。感冒时休息数日,待症状缓解后方可进舱,否则咽鼓管无法打开,影响调压而致耳痛。

7)空气加压舱危重患者进舱前检查生命体征。固定调试各种导管并保持通畅,备齐抢救器材及物品,为患者接通吸氧管及呼气管,检查并及时调整吸氧阻力。病情危重、昏迷抢救、舱内呼吸机吸氧者,舱内输液或气管切开需在舱内进行医疗护理的患者,年老体弱、儿童及患有高压氧相对禁忌证者,生活不能自理,躁动,平车、轮椅进舱的患者及其他特殊情况,为防意外发生必须由医护人员和家属陪舱。

8)进入纯氧舱人员必须脱掉内衣裤,净身更换由专科提供的纯棉衣裤,覆盖专科提供的纯棉被褥,患者自己的衣物一律不得带入舱内。小儿可兜一块纯棉(纸)尿布,携带一奶(水)瓶进舱,不得带入其他任何物品。所有进入纯氧舱人员须戴纯棉工作帽罩住全部头发,舱内严禁梳头等可能引起静电的动作;严格掌握适应证,病情危重、躁动患者不宜进入纯氧舱治疗。操舱人员严格掌握治疗方案,随时通过观察窗观察患者病情变化,发现异常及时报告,及时处理。

(2)治疗过程

1)舱门关闭后嘱患者注意力集中,听从操作人员指挥。开始进行10~15 min空气加压,加压期若感受到耳膜鼓胀、耳鸣及闷塞感,应立即做耳压平衡动作:吞口水、打哈欠、左右动下巴、深吸气后闭住嘴巴用手捏紧鼻子做鼓气动作。在加压过程中做好调压鼓气动作,如出现耳痛应及时通知操作人员,减慢或暂停加压,以免引起中耳气压伤,待调整好调压动作后继续加压。个别调压失败者可通过过渡舱将患者接出进行常压吸氧。

2)之后会有60~90 min的吸氧时间。吸氧时最好用鼻呼吸,以使吸入气体加温湿化;同时保持正常的呼吸频率。

3)纯氧舱患者的护理:患者取侧卧位,面向观察窗以便于观察;

为保证安全，应减少摩擦动作；操舱人员严格按照规程进行操作，严格掌握治疗方案，注意舱内温度，稳压后定时换气。

4）空气加压舱患者的护理：压力达到治疗压力后，听从操舱人员指令，戴好面罩吸氧；舱内输液患者最好使用开放瓶，加压时由于莫菲管内水平面上升而看不清滴注情况，因此，注意水平面的调节；为防止氧中毒的发生，两次吸氧中间休息 10 min；吸氧过程中可阅读自带的报纸、杂志或收听操作台播放的音乐；做好危重患者舱内心率、血压和呼吸的监测，调整好输液速度，检查各导管是否通畅在位，并保持呼吸通畅。

（3）减压过程

1）治疗完成时会将空气从舱内排出进行减压，减压时间为 10～15 min。减压期请保持正常呼吸，耳内若有鼓胀感或声响，属正常情形，仅需运行吞口水动作即可。

2）减压过程中不要将身体任何部位依靠于金属舱壁，不要大幅度活动及屏气，以免影响血液循环，防止诱发减压病和气压伤。

3）减压过程中舱温下降达到露点时舱内会出现雾气，嘱患者不必惊慌，这是正常现象，经通风后雾气即可消失。减压时的温度可比稳压时降低 2～3 ℃，患者须注意保暖。

4）空气加压舱：患者吸氧结束后摘下面罩停止吸氧。减压时由于气体体积和压强的变化，输液患者莫菲管水平面下降，应及时调整水平面，防止空气进入血管。在舱内治疗全过程中，要注意舱内卫生，不要乱扔果皮、纸屑和随地吐痰，保持舱内清洁。

（4）出舱过程

1）在高气压的条件下气体密度增加，使呼吸阻力增大，内分泌水平增高，机体代谢旺盛。因此，治疗结束后有些人会感到疲劳，热水洗浴或休息后症状即可缓解。

2）因调压不当，出舱后有些患者耳部仍有不适感，向患者解释，一般情况无须治疗，症状可自行缓解。个别感到身体不适的患者，经医生检查后方可离开。

3）出舱后氧舱设备的处理。督促协助卫生员对氧舱进行清洁、消毒、通风,防止交叉感染,每月细菌培养及检测紫外线灯强度各 1 次。检查氧舱设备,使之处于良好状态。时间为 20 ~ 30 min。一般治疗全程时间为 100 ~ 120 min,10 d 为 1 个疗程,但不同疾病的治疗时间不同。

2.2　创面的治疗

2.2.1　慢性创面的分类

慢性创面发病机制复杂,治疗难度大,须多方面、多学科联合治疗。慢性创面(chronic wounds)是皮肤软组织的连续性和完整性破坏所致创面愈合时间超过 8 周,或不愈合,或愈合后复发的病理现象。根据病因,将慢性创面分为以下几类。

(1)静脉性溃疡　如周围血管病、静脉曲张、静脉栓塞。

(2)缺血性溃疡　如动脉硬化、血栓闭塞性脉管炎引起的溃疡。

(3)压力性损伤　又称压力性溃疡、压疮或褥疮。

(4)代谢性溃疡　如糖尿病、痛风引起的溃疡。

(5)感染性溃疡　如细菌、真菌、寄生虫感染引起的溃疡。

(6)恶性溃疡　如马乔林溃疡(Marjolin ulcer)、原发性皮肤肿瘤、转移性皮肤肿瘤、卡波西肉瘤(Kaposi sarcoma)、放射性溃疡。

(7)创伤性溃疡　如烧伤、冻伤、严重骨折或皮肤撕脱伤引起的溃疡。

(8)其他　如皮肤病、脉管炎、高血压性溃疡等。

2.2.2　氧在创面愈合中的作用

近年来,众多研究表明,高压氧在慢性创面治疗中起到决定性作用。氧在创面愈合中的作用主要有以下几点。

(1)营养的作用　氧是细胞代谢的重要营养物质,是许多细胞通路的重要调节物质,尤其是在能量的产生中。在创面愈合的过程中,由于细胞增殖、胶原合成等对氧的需求量显著增加,充足的氧供显得特别重要。

(2)抗菌作用　氧本身就是一种广谱抗生素，有类抗生素杀菌作用，不仅抗厌氧菌，也抗需氧菌。感染是术后创面最常见的并发症，其本身可增加氧耗，临床观察发现灌注低、氧供不良的创面，容易并发严重感染，而充足的氧供可以减少重症感染的发生。

(3)氧支持生命过程作用　诸如血管生成、细胞动力和细胞外基质形成等。改善创面的低氧状态能增强其他治疗方法的疗效，比如提高创面周围组织对细胞因子的反应能力、提高对植皮的耐受力。

(4)促进活性氧生成作用　近期发现氧在创面愈合中的作用还涉及活性氧的生成。活性氧主要包括自由基和过氧化氢，可促进创面愈合，几乎所有创面相关的细胞均具有生成活性氧的特异酶，一旦这些酶缺乏，常导致创面愈合不良，而创面低氧压可危及这些酶的功能。已有证据表明，高压氧疗可提高正常组织与血供较差组织的氧化程度。

2.2.3 高压氧疗用于创面的方案推荐

高压氧疗只是作为一种辅助的治疗方案，慢性创面常规的抗感染、清创、创面换药、生长因子、负压封闭引流等治疗不应受到高压氧疗的影响而终止。对于慢性创面，高压氧疗的常规疗程是 20 ~ 30 次，可将压力调节到 2.0 ~ 2.5 个 ATA。对于慢性创面的高压氧疗，按照 1 次/d，治疗期间创面修复改善不明显时，增加治疗次数 2 次/d，每次治疗持续时间为 60 ~ 90 min，7 ~ 10 d 为 1 个疗程，治疗方案的设计按照成纤维细胞的细胞周期制订。当高压氧疗 1 ~ 2 个疗程后应该对创面进行系统评估，如果有疗效则应继续高压氧疗，无效则建议再继续 1 ~ 2 个疗程后进行二次评估，评估无效时应该停止高压氧疗。高压氧疗主要是通过吸入氧气，提高血氧浓度和氧分压进行的治疗。创面局部的敷料对于治疗并无很大影响，因此治疗时不需要移除创面敷料。

2.3 高压氧疗的临床病例

2.3.1 糖尿病足溃疡创面

糖尿病(diabetes mellitus)是一组因胰岛素绝对或相对分泌不足以及靶细胞对胰岛素敏感性降低引起的糖类、蛋白质、脂肪和电解质等一系列代谢紊乱综合征。而95%的糖尿病患者为2型糖尿病(type 2 diabetes mellitus,T2DM),且多见于成人。常在40岁以后起病,多数起病隐匿,病程缓慢,症状相对较轻,不易察觉,不少患者因慢性并发症(如糖尿病足、心血管疾病、糖尿病肾病、糖尿病视网膜病变及神经病变等)、伴发病或仅于健康体检时发现。其中糖尿病足作为糖尿病常见的慢性并发症之一,是由于肢体末端缺血导致神经营养障碍及感染引起,主要表现为下肢远端外周血管异常及相关的足部感染、间歇性跛行、缺血性静止性疼痛、溃疡、坏疽等,具有较高致残率。其病理基础是动脉粥样硬化,血黏滞度增加,血管壁弹性减弱和血管阻塞,从而导致肢端缺血而造成神经功能异常,造成溃疡或坏疽。1999年世界卫生组织(World Health Organization,WHO)将糖尿病足定义为:糖尿病患者由于合并神经病变和各种不同程度末梢血管病变而导致下肢感染、溃疡和(或)深部组织破坏。同时,有报道指出,糖尿病足是导致下肢截肢的独立危险因素,预防截肢或最大限度减少截肢是治疗慢性溃疡的首要目的,而传统的标准治疗策略(彻底清创、减轻患肢负重、口服或静脉输入抗生素及营养支持)似乎在短时间内效果并不佳。此外,吴庆云等通过研究高压氧治疗糖尿病足并发创面细菌感染的临床观察发现,高压氧疗可提高机体组织中的氧含量,从而改善组织中氧化-还原电位,抑制厌氧菌的繁殖,同时通过改善机体局部组织血流量,提高组织中抗生素的血药浓度。此外,高压氧可提高患者体内的白细胞游走、趋化及吞噬能力,使局部能形成有效的抗感染屏障,从而减轻创面感染。

大量文献表明,糖尿病足溃疡是高压氧治疗的主要研究领域。

1987 年 Baroni 等的研究表明，高压氧辅助治疗糖尿病足溃疡取得了较好疗效。其可能机制在于增进了创面周围组织的氧合，促进局部组织白细胞的免疫杀伤能力，还能促进血管新生，增强成纤维细胞的活力进而加强胶原合成，最终使创面收缩、新生组织填充达到临床愈合。马丽等通过观察高压氧治疗糖尿病足慢性溃疡创面发现，高压氧疗能减缓慢性溃疡的发展，促进创面愈合，并且能较好地控制血糖，具有显著的临床意义。同时认为，高压氧能够促进糖尿病足创面愈合的根本原理是增加了损伤处的氧浓度，提高了氧的利用度。具体机制如下：高压氧能提高血浆及组织中的氧浓度，迅速改善组织的缺氧状态，引起血管收缩，促进液体重新进入静脉系统，从而改善或减轻水肿；再者，高浓度氧会刺激血管新生，增加胶原蛋白合成，促进创面愈合，并且促进内源性一氧化氮的形成，增加创面组织的供血供氧，促进溃烂组织肉芽的增生，加速组织的修复，使溃疡创面缩小或愈合。此外，还能增强组织对胰岛素的敏感性，改善患者的糖代谢。同时，大量研究表明，微血管病变、代谢障碍、氧化应激、基因缺陷、生长因子不足、免疫因素、血管内皮损害、感染、异常代谢的葡萄糖和脂肪的毒性作用和足底的异常压力均参与了糖尿病足的发生和发展。其中，感染虽不是发病的主要病因，却是其病情加重的重要因素。而糖尿病足并发感染可能与以下因素有关：①糖尿病足创面深，坏死组织比较多，成为细菌的一个良好培养基。②糖尿病患者并发远端血管病变，创面局部血液循环差，抗生素治疗效果也差。③糖尿病患者的白细胞游走、趋化及吞噬能力下降，创面局部难以形成有效的抗感染屏障，导致感染严重且不易控制。

高压氧疗作为经济、安全、有效的辅助疗法可从多方面改善慢性创面的血液循环，缓解糖尿病足的发生、发展，进而降低患者的截肢率：①高压氧疗能提高组织中的氧含量，改善组织中氧化-还原电位，抑制厌氧菌的繁殖。②增加局部血流量，提高组织中抗生素的血药浓度。③提高患者体内的白细胞游走、趋化及吞噬能力，使局部能形成有效的抗感染屏障，从而减轻创面感染。另外，有研究表明，机体的高糖环境会阻碍足部溃疡的细胞增生，减少胶原的沉积，造成创面难以愈合，严重者可导致截肢，而高压氧疗增加了胶原的合成，从而促进创面的愈合。

总之，高压氧辅助治疗具有独特的促愈合优势。首先，影响愈合的首要因素——血管新生，在高压氧形成的局部组织氧浓度梯度作用下被促进，进而成纤维细胞增殖活跃，胶原合成增加。其次，在较高的组织氧分压下，超氧化酶活性更强、反应更迅速，进而使得超氧化酶依赖的组织抗菌抑菌能力更强，促进组织愈合；同时，更有研究表明高压氧疗和多种抗生素具有协同作用，增进了局部免疫抗炎能力。最后，组织高含氧量可引起血管收缩，减少组织液的生成，促进组织液回收入血，最终增进肢端循环，改善患肢预后。另外，糖尿病足患者易致梭状芽孢杆菌感染，细菌毒素所致肌肉坏死或气性坏疽是截肢的主要病因，而高压氧辅助可抑制厌氧菌的生长繁殖，最大限度减少了截肢的范围。

【典型病例 2.1】

患者女性，89 岁。糖尿病病史十余年。诊断：①右足背部慢性溃疡及第 2、3、4 趾坏疽；②右下肢动脉硬化闭塞症；③右下肢动脉再通术后；④2 型糖尿病。

治疗方案：介入科局部麻醉下行“右下肢动脉再通术”，术后疼痛缓解，但溃疡创面仍愈合不佳（图 2.3）。转至整形烧伤外科，行“右侧足部慢性溃疡清创术+右足部第 2、3、4 足趾切除术+任意皮瓣成形术+负压封闭引流治疗术”，同时给予高压氧治疗，每天 2 h。连续高压氧治疗 3 周后，患者足背部创面内肉芽组织生长良好（图 2.4），予植皮手术，移植皮片完全成活（图 2.5）。

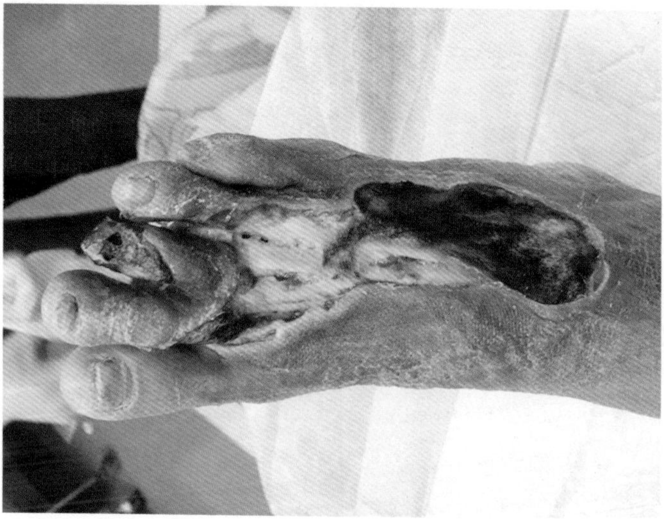

图2.3　右足足背部皮肤坏死，第3趾坏疽，足背坏死创面内可见肌腱外露、创面内有脓性分泌物

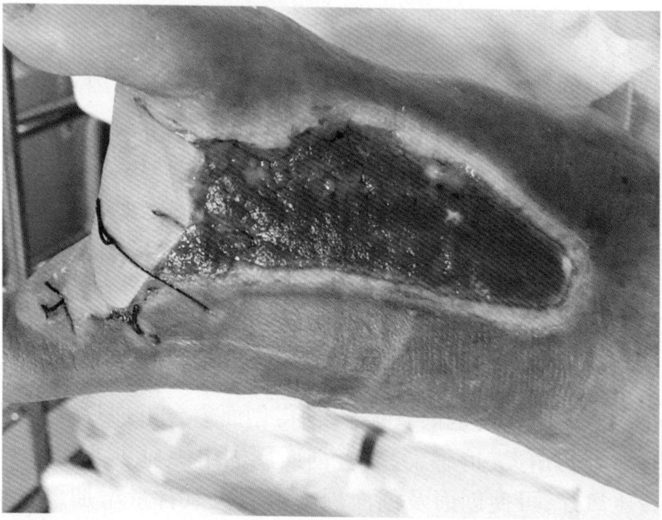

图2.4　连续3周高压氧治疗后，患者足背部创面内肉芽组织生长良好

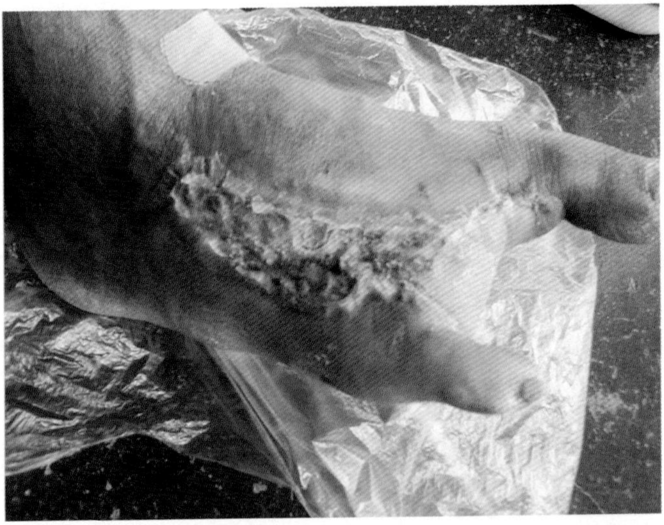

图2.5　创面内肉芽组织生长良好后予植皮手术，移植皮片完全成活

2.3.2　四肢软组织感染性创伤及创面

软组织创伤是指各种急性外伤或慢性劳损等原因造成人体的皮肤、皮下浅深筋膜、肌肉、肌腱、腱鞘、韧带、关节囊、滑膜囊、椎间盘、周围神经及血管等组织的病理损害，多由剧烈运动，或者负重不当或者外伤等原因造成。感染作为创伤创面的重要且常见的并发症，尤其是随着外用药的多样性和抗生素的广泛应用，不断地出现各种耐药菌株，使得慢性软组织的创伤治疗更为复杂。此外，当机体组织，如皮肤、皮下组织、肌肉、血管、神经、骨组织等受到理化和各种生物因素破坏时，不可避免地出现局部能量供给和氧气不足，难愈合创面的组织均呈低氧状态，使得创面愈合更加艰难。而高压氧疗有显著的消炎、抗感染、改善创面周围组织血供的作用。创面配合高压氧疗，可使创面及创面周围组织血氧含量增加，使组织的氧储量增加，改善和增强组织的供氧状态，促进成纤维细胞和毛细血管的增生，恢复血管弹性，增强白细胞的杀伤能力。

高压氧还可抑制厌氧菌的生长、繁殖，能促进有毒物质的快速分离，清除体内气泡，保护中枢神经系统和促进水肿消退吸收，有利于神经末梢的修复与再生，改善其代谢，减少局部酸性代谢产物及生物胺类物质的存留。高压氧疗还能减轻局部血管痉挛，促进局部血液循环的恢复，加速创面愈合及康复。

高压氧疗可提高骨折处及创伤组织的氧供，增强细胞有丝分裂，促进骨痂生长和骨折愈合；还能促进机体钙的吸收以及钙、镁、磷、锌等在骨内的沉积，使骨痂形成加快，有利于骨的钙化和胶原形成，促进骨折愈合。Mutschler 和 Muth 指出，高压氧疗是骨科慢性创面愈合治疗中的一种良好的辅助治疗方法。

高丽萍等报道 1 例严重挤压伤后左大腿肌肉筋膜切开减张创面感染的患者在积极常规抗感染治疗的同时联合高压氧辅助治疗（高压氧压力≥0.2 MPa，1 次/d，每次吸纯氧 1 h）10 次后，感染创面迅速得到控制，且比预期提前进行植皮手术，创面愈合良好。在超过 0.2 MPa 的高压氧环境中，所有的厌氧菌很难生长，再加之选用合理的抗生素（根据药敏试验结果）及加强创面的清创，使感染创面尽快得到控制，并为创面植皮手术做铺垫，进而加速了创面的愈合。

此外，随着显微外科技术的迅猛发展，临床上使用皮瓣及复合组织瓣移植手术来修复软组织缺损的应用越来越广。但是皮瓣移植术后发生血运障碍而导致皮瓣坏死脱落的情况时有发生。组织中的氧分压增加可通过调节炎症介质的表达、脂质过氧化反应、细胞能量供应、粒细胞与内皮细胞的黏附以及改善微循环等方面而减少缺血再灌注损伤，这对于提高移植术后皮瓣存活率至关重要。皮瓣移植术治疗手部创伤的患者在术后除常规消肿、解痉、抗感染外，还应该在术后 48 h 内进行高压氧疗，部分患者在手部皮瓣组织出现血运障碍时进行治疗。

指尖是手指的特殊部位，尽管显微外科技术的发展促使指尖再植成活率不断提高，但由于指尖再植术静脉修复困难，加之缺血时间较长的断指再植术后往往会发生微循环障碍，组织细胞内的缺氧状态难以达到立即纠正或改善的目标。轻者导致再植指尖出现功能障碍,重者可导致指尖再植失败,再植指体坏死。有文献报道指尖再造早期高压氧治疗临床体会,表明指尖的再植手术后早期高压氧治疗可有效改善再植指体的微循环,使创面组织缺氧或血运不佳的再植指体的缺氧状态得到有效改善,减少组织坏死,是指尖再植术后可靠的康复治疗手段之一。

下肢淤积性皮肤溃疡是下肢静脉疾病中的常见并发症,它主要由下肢静脉先天或后天的诸多因素引起。前者可由下肢深、浅静脉瓣膜及交通支静脉瓣膜功能不全而导致血液倒流,后者可由下肢深静脉管腔狭窄或阻塞,导致血液回流障碍。这些因素均可引起病变的肢体远端长期处于静脉高压和淤血状态,以致患肢组织缺氧,皮下组织纤维化,局部皮肤营养障碍,从而引发下肢皮肤溃疡。高压氧辅助临床治疗下肢淤积性皮肤溃疡的机制:①提高组织氧分压、改善微循环;②减轻水肿、促进静脉回流;③提高局部组织的代谢能力;④高压氧能增强吞噬细胞的活力和吞噬能力,具有较强的抑菌、消炎作用,氧分压越高则抑菌作用越强。而关于选用何种氧压治疗淤积性溃疡,有学者提出高压氧的治疗压力不得高于3.3 kPa,其理由是正常皮肤毛细血管压为2.1~4.4 kPa,治疗压力过高会影响正常毛细血管的循环。也有人报道,氧分压至少5.33 kPa才能满足组织生长的需要,使成纤维细胞增殖、胶原纤维生成、新血管新生,加快组织的修复和愈合。在实验中发现,采用压力2.67 kPa作用24 h时,细胞结构、形态无明显变化;压力在5.33 kPa时,细胞结构、形态有轻度损伤;而在6.67 kPa压力下6 h,细胞变圆、细胞内酶活性增加,但并不影响细胞活力。因为患者患肢静脉压增高、淤血、缺氧的程度各不相同,所以调整氧压时可因病情而定。在病程不同阶段,氧的压力可根据病情适当调整。此外,有学者认为在溃疡愈合后,先让患者穿戴高弹医用弹力袜,对改善溃疡周边组织的营养状况、预防溃疡复发很有必要。

高压氧疗不仅适用于皮肤软组织伤,也适用于感染性骨髓炎、不愈合的皮肤移植物和皮瓣等。大量动物实验支持高压氧疗用于难治性皮瓣和移植物辅助治疗。皮肤移植和皮瓣在创面周围组织循环不良的患者中不易成活，低氧是主要原因。氧对创面愈合过程中的能量产生过程起着十分重要的作用，包括代谢、基质合成、细胞迁移和增殖。高压氧疗可通过提高组织中的氧浓度和改善局部组织的微循环从而提高皮瓣存活率。高压氧疗还能促进血管生成，增强白细胞功能和抗微生物作用，为改善皮瓣和移植物的存活提供前提条件。其具体机制：①高浓度氧可以提高血浆及组织中的氧浓度，增加血氧含量和机体组织的储氧量，提高血氧的弥散率和增加组织内氧的有效弥散距离，迅速改善组织的缺氧状态，促进侧支循环的建立，进而使液体重新进入静脉系统，改善或减轻组织水肿。②高氧浓度刺激血管新生，增加胶原蛋白合成，促进创面愈合，同时促进内源性一氧化氮的形成，扩张末梢血管，增加创面组织的供血供氧，促进溃烂组织肉芽的增生，加速组织修复，缩小或愈合慢性溃疡创面。③高压氧可以抑制胰高血糖素和生长激素的活性，提高组织对胰岛素的敏感性，降低血糖和血黏度，改善末梢神经功能。

【典型病例 2.2】

患者男性，43 岁。诊断：①双侧胫骨慢性骨髓炎；②双侧胫骨脓肿形成伴窦道形成。在骨科行双侧胫骨慢性骨髓炎病灶开窗减压术+慢性溃疡清创术+负压封闭引流治疗术（图 2.6、图 2.7）。后转入整形外科，给予抗感染、高压氧治疗，每天 2 h，连续治疗 3 周。感染控制后予双侧胫前慢性骨髓炎开窗扩创术+坏死骨皮质去除术+双侧小腿骨腓肠肌肌瓣转移移植术+双侧小腿清创缝合术。术后继续予抗感染、高压氧治疗，每天 2 h，持续治疗 3 周。患者双侧下肢创面愈合出院（图 2.8）。

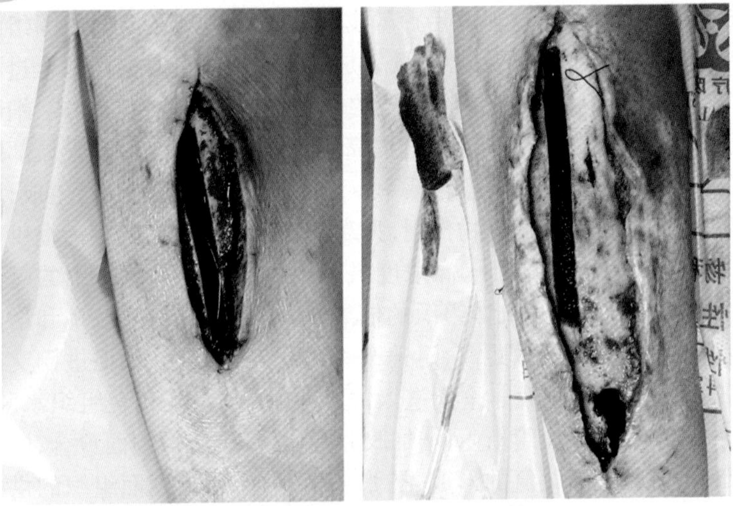

右侧胫骨　　　　左侧胫骨

图 2.6　双侧胫骨慢性骨髓炎病灶开窗减压术后

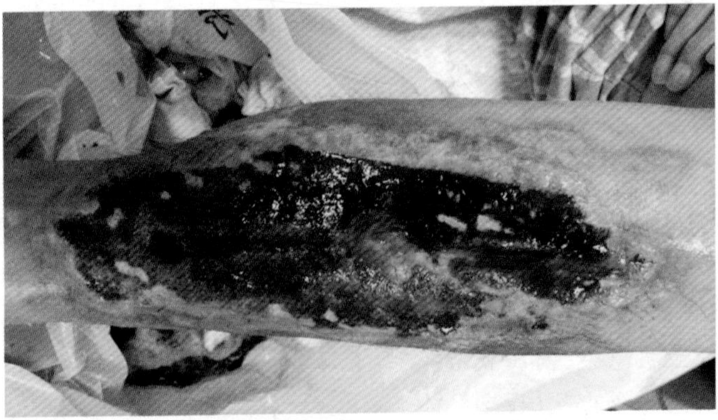

图 2.7　双侧胫骨慢性骨髓炎病灶开窗减压术+慢性溃疡清创术+负压封闭引流治疗术

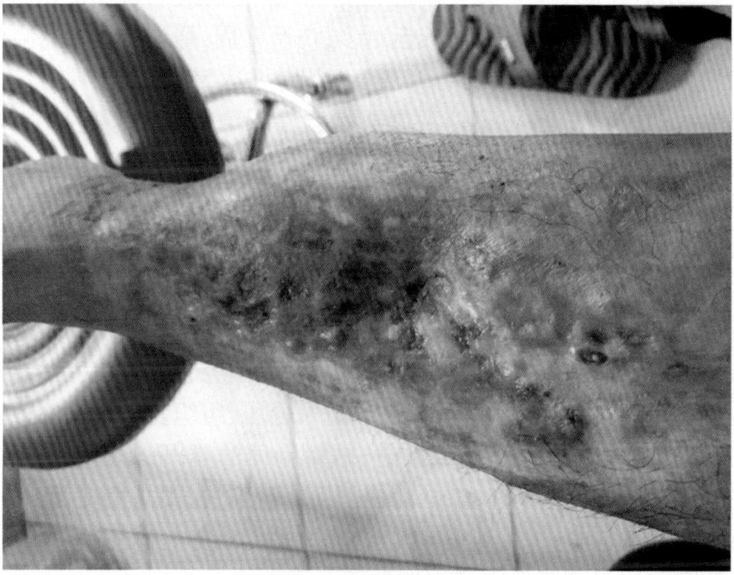

图 2.8　术后 1 个月患者创面顺利愈合

2.3.3　深度烧伤植皮创面

烧伤一般是指热力(包括热液、蒸气、高温气体、火焰、炽热金属液体或固体等)所引起的组织损害,主要指皮肤、皮下甚至肌肉、骨、关节、内脏的损伤。深度烧伤通常指深二度和(或)三度烧伤。深二度烧伤创面应及时去除痂皮,创面取半暴露或包扎。超过 3 周或预计在 3 周内不能自愈的深二度烧伤,应将创面坏死组织切除,在新的基础上植皮,以缩短愈合时间和获得好的功能恢复。三度烧伤创面应保持焦痂完整、干燥,然后有计划地去痂植皮。目前全身感染是严重烧伤患者主要死亡原因之一,而细菌主要来自于创面。烧伤创面大量失活、坏死组织是细菌繁殖的良好培养基,可致全身侵袭性感染。烧伤后若创面未及时处理,痂皮下细菌将迅速增加。有研究表明烧伤 6 h 后创面即可有大量的细菌繁殖,并开始侵入皮下组织;伤后 8 h 细菌已侵入淋巴系统;伤后 5 d 以内,每克烧伤组织细菌数量可高达 $10^3 \sim 10^5$,甚至更多;伤后 1 周,烧伤痂皮下每克组织细菌数量大于 10^8 者约为 11%,第 2 周可达 55%,第 3 周可高达 75%。如任其发展,可迅速发展成侵袭性感染,为发展为多器官功能障碍综合征(multiple organ dysfunction syndrome, MODS)创造条件。再者,深度烧伤创面往往自然愈合比较困难,且愈合后常常瘢痕增生,严重影响外形及功能。因此,烧伤患者常需借助植皮使创面尽早封闭,最大限度恢复患者烧伤部位的功能及外形。而植皮是否存活,主要取决于皮片与受皮创面间是否建立了血液循环。高压氧疗之所以能够促进烧伤创面早期愈合,是因为它能够使已被烧伤的皮肤组织血氧含量、血氧饱和度、血氧分压、组织含氧量及弥散范围和毛细血管的渗透压得到改善,减少创面的渗出,促进上皮细胞的分裂和侧支循环的建立,从而使创面修复加快,提高植皮存活率。此外,植皮成功与否受到很多因素制约,徐能武等的研究表明,高压氧治疗可以显著降低重度烧伤患者血清中的可溶性白细胞介素-2受体(soluble interleukin-2 receptor, SIL-2R)的水平,增强机体免疫力,限制炎症反应;同时,高压氧抑制细菌生长的特性又使细菌量和其释放的毒素减少。高压氧疗可明显提高其血浆中纤维连接蛋白(fibronectin, Fn)含量,增强单核巨噬细胞系统功能,有效防治感染,加快创面愈合速度。高压氧与抗生素有协同作用,尤其是针对厌氧菌感染,高压氧疗更有利于移植皮片的存活。高压氧能提高皮片移植术后的存活率,在移植术后 48 h 内进行治疗效果最好。对于深度烧伤创面,根据患者的全身情况应尽早切(削)痂植皮,同时最好在 24 h 内配合高压氧疗,有利于创面的愈合,缩短愈合时间,减少瘢痕生成,从而提高烧伤患者治愈率及生活质量。

【典型病例 2.3】

患者男性,63 岁。右足被工地着火油漆烫伤。诊断:右小腿、右足三度烧伤,面积 7%。患者入院后予抗感染、补液、创面清创换药等对症支持治疗。此外,予高压氧治疗,每天 2 h,连续使用 3 周。在入院 1 周后给予烧伤焦痂削痂扩创手术,扩创术后给予创面负压封闭引流治疗。负压封闭引流治疗 1 周后，取右侧大腿游离皮片于右侧小腿烧伤部位植皮。皮片移植术后继续负压封闭引流治疗，同时患者每天继续接受高压氧治疗 2 h，连续 3 周。移植皮片的成活、创面愈合显著（图 2.9、图 2.10）。

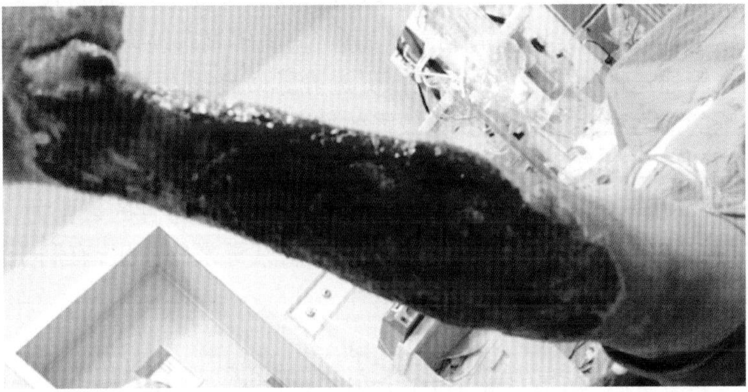

图 2.9　削痂扩创（植皮前）

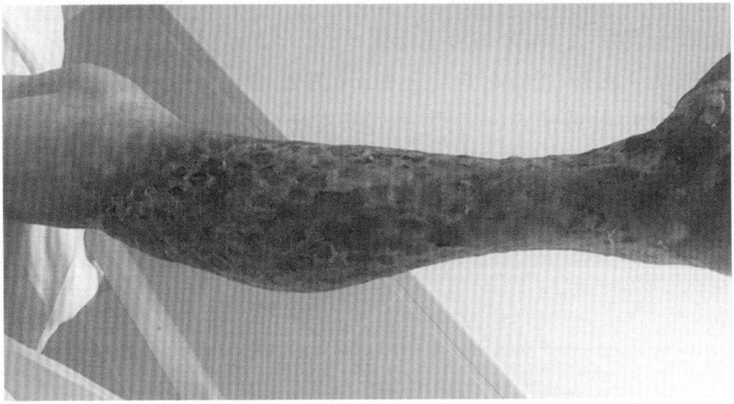

图 2.10　植皮术后，辅助高压氧疗

2.3.4 手术创面

高压氧可迅速提高血氧分压,增加血氧含量,在高压氧环境下血氧分压可增至正常呼吸空气时的21倍左右。组织有氧代谢充分,改善了缺氧、缺血;加速成纤维细胞、胶原纤维生成,促进肉芽组织增生,加速上皮生长,有利于溃疡愈合;高压氧有改善溃疡周围毛细血管通透性的作用,减轻水肿,促进静脉回流;高压氧能增强吞噬细胞的活力和吞噬能力,具有较强的抑菌、消炎作用,氧分压越高则抑菌作用越强;高压氧使局部循环改善,为溃疡的愈合创造良好的条件;高压氧疗可增加溃疡周围组织足以使溃疡愈合的氧张力,增加白细胞的杀伤能力,杀死厌氧菌并抑制其毒素的产生,有利于溃疡愈合。

【典型病例2.4】

患者男性,46岁。诊断:①右侧下肢广泛坏死性筋膜炎伴脓肿形成;②2型糖尿病。全身麻醉下行右侧臀部脓肿切开引流术+负压封闭引流治疗术。术中探查创面内引流出1 000 ml稀薄脓性液体,广泛性浅筋膜坏死形成,大量脓腔存在(图2.11)。术后创面持续负压封闭引流,同时辅助高压氧疗,每天2 h。3周后,创面清洁,肉芽组织生长良好,予清创后缝合创面(图2.12),并继续给予高压氧治疗,每天2 h。持续治疗3周,患者创面及切口痊愈(图2.13)。

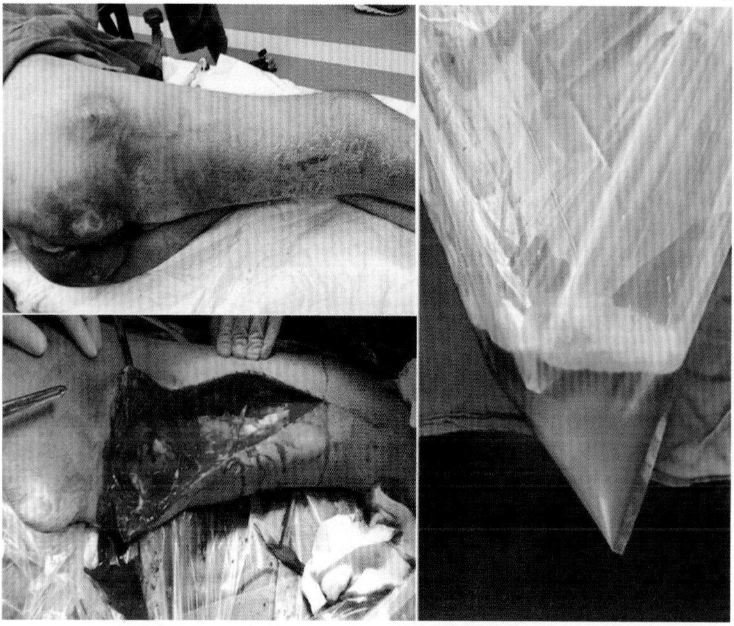

图 2.11　患者右侧下肢广泛坏死性筋膜炎、皮下脓肿、脓腔形成，予手术切开引流

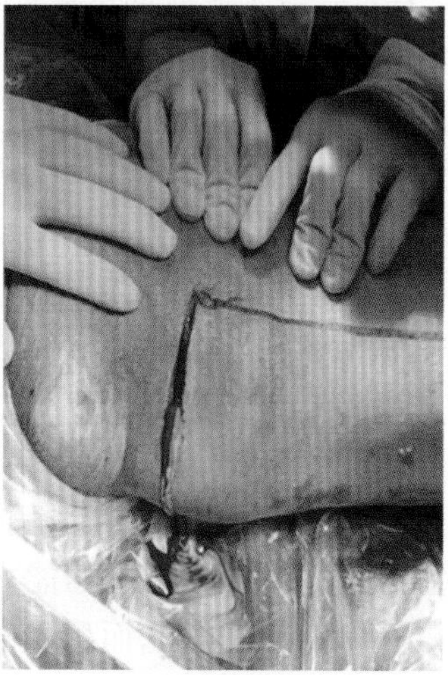

图 2.12　负压封闭引流+高压氧疗，肉芽形成，予清创缝合

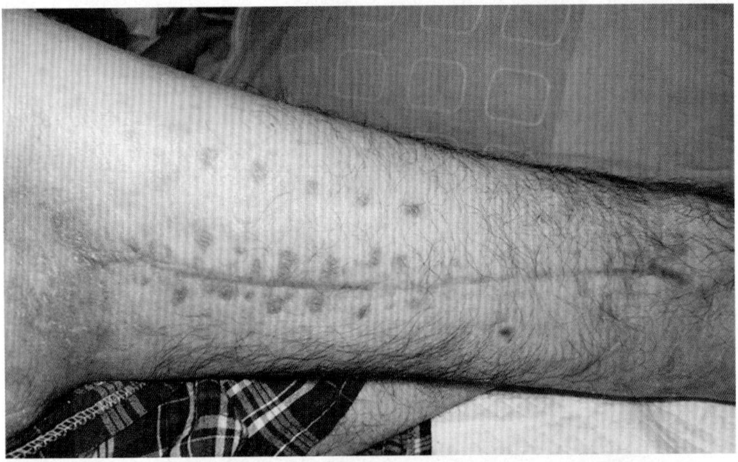

图 2.13　术后配合高压氧治疗 3 周后，创面及切口痊愈

综上所述，难愈性创面的治疗是临床中的棘手问题，困扰着临床医师，也给患者带来痛苦和经济负担，影响患者的生活质量。它往往病因繁多、病机复杂、治疗方法多样，一般强调综合治疗。而促进难治性创面愈合一直是外科领域的重要研究课题。近年来，对于创面愈合机制的研究深入到了细胞分子的水平，并有部分细胞因子用于临床。而高压氧疗(HOT)作为多种治疗方法中的一种辅助治疗，已被临床广泛应用，并且有大量证据表明，HOT 通过以下几方面促进创面愈合：①增加机体组织的氧含量。②增加血氧弥散距离。③HOT 具有收缩血管作用。高压氧具有 α 肾上腺素样作用，使血管收缩，减少局部的血流量，有利于创周组织水肿减轻，而且血管收缩、局部组织的血供虽然减少，但通过血液带入组织的氧量却明显增加。④HOT 可显著提高组织氧分压，抑制感染的发生；除了氧的类广谱抗生素的作用外，HOT 还可促进白细胞的杀菌作用，增强吞噬细胞吞噬病原微生物和清除坏死细胞的能力，抑制感染更加有力。⑤HOT 能促进成纤维细胞的增殖，而且可直接促进成纤维细胞产生生长因子，如碱性成纤维细胞生长因子(basic fibroblast growth factor，bFGF）、血管内皮生长因子（vascular endothelial growth factor，VEGF）、转化生长因子-1（transforming growth factor-1，TGF-1）等。⑥HOT可提供创周组织生长因子的含量。⑦HBO可通过下调缺氧诱导因子-1α（hypoxia-inducible factor-1 α，HIF-1α）及下游基因表达来减少细胞凋亡和炎症反应的发生，进而促进创面愈合。⑧HOT可使创周组织的一氧化氮水平显著升高。众所周知，内皮原始细胞（endothelial progenitor cell，EPC）有利于创面愈合，但组织严重缺氧时，机体生理状态触发的EPC活动不足以使创面完全愈合，而HOT通过刺激一氧化氮（NO）合成酶来升高周围血管组织及骨髓NO水平，从而增加EPC释放入血。此外，有学者指出，HOT对慢性、难愈性创面虽然有效，但存在过度氧化的问题，并且提出，给予富含抗氧化食物（如维生素E等）的营养支持，有利于降低该不良反应。HOT作为一种无创疗法，其疗效已得到医学上的肯定，但HOT用于慢性难愈创面的机制仍然存在复杂性，需要进一步的基础及临床研究加以探索、研究和论证，从而更明确地指导临床实践。

（李升红　李永林）

3 局部氧疗在创面修复中的应用

3.1 局部氧疗用于创面修复概述

3.1.1 背景

近年来,由于交通事故、意外伤害、慢性病的增多,以及抗生素的滥用等原因,慢性创面住院患者数量不减反增。慢性创面也称为难愈合性创面,由于深部组织长时间无皮肤覆盖,可引起局部,甚至全身严重感染,患者生活质量大大下降,住院时间延长,社会医疗资源负担加重。因此,应该重视慢性创面的治疗。局部氧疗(TOT)是治疗慢性创面的重要方法之一。

使用局部氧疗作为创面治疗的方法具有以下几大优势:①局部氧疗有抑制厌氧菌、革兰氏阳性菌和革兰氏阴性菌及创面细菌繁殖等抗感染作用,能促进微循环和促进细胞生长,从而促进创面愈合、减少瘢痕的产生;②局部氧疗方法简单,容易操作;③可以有针对性地为创面提供持续水平的氧气,如果氧气来源使用的不是气态氧而是其他的含氧化合物,还具有使用简单方便,每次使用可为待愈合组织提供持续水平的氧气 3 ~ 4 d 等优势;④治疗成本低、疗效确切,对于广泛的患者群体可用作非处方治疗,可在家庭、社区、医院等广泛应用。

临床上对局部创面 3 个重要的评估和处理依据是水分平衡、细菌平衡和创面清理。氧气对创面愈合的作用主要表现在代谢和修复两个方面,比如促进干细胞修复过程中涉及的能量代谢过程,加快能量代谢过程启动细胞修复,抑制厌氧菌生长等。组织修复过程需要氧气的参与,而长期缺氧会损害正常的愈合过程,还可能导致病理性愈合。20 世纪 70 年代开始引入水胶片型和水胶体敷料用于创面治疗。早期的敷料如纱布存在过于干燥,不利于创面愈合等问题,经过改进,各种水凝胶、凡士林纱布、人造皮肤替代物等敷料逐渐被应用于临床。

3.1.2 局部氧疗的分类与方法

局部氧疗是指通过提高局部氧气浓度从而达到治疗目的的一种方法,主要包括氧气敷料和局部用氧两种类型。其中氧气敷料主要包括酶激活充氧水凝胶敷料、Granulox 喷雾、过氧化氢乳膏、过碳酸钠和过氧化钙敷料、纯氧透皮贴(OxyBand)敷料、四氯十二氧基阴离子络合物和全氟化碳氧乳液等,局部用氧的方法包括局部氧气吹拂法、密闭箱给氧法、氧气罩给氧法、鸡蛋内膜联合氧气疗法、硅酮管透皮持续输送氧气法等。

3.1.2.1 氧气敷料的分类

氧气敷料主要是将能释放氧气的物质(如过氧化氢、过碳酸钠、过氧化钙等)与医用敷料相结合,旨在把提高局部氧浓度和将创面与外界隔离相结合从而达到提高创面愈合速度的目的。临床和实验室研究中常常出现的氧气敷料主要有以下几类。

(1)酶激活充氧水凝胶敷料　这种含氧敷料由过氧化氢、少量碘和新型水凝胶(<0.04%)组成。该敷料接触局部创面后,机体会释放出触发酶将过氧化氢溶解为氧气,在创面局部发生作用。这种含氧敷料主要运用在慢性创面,主要作用表现在过氧化氢抑制厌氧菌生长,低浓度碘也提供了一个不利于细菌生长的环境,同时水凝胶有利于保护创面防止局部水分丧失。

20 世纪 70 年代初开始使用保湿膜敷料,在 80 年代初,临床医生开始使用水凝胶敷料,该敷料可以给创面提供一个湿润的环境,给创面治疗提供了更多的选择。近 30 年来,临床上使用的湿润的交互式敷料(即水解胶体、凝胶、藻酸钙、泡沫和薄膜)通过对创面内的液体平衡管理,使创面治疗取得了很大的进展。这些敷料具有自溶的特性,还具有保护创面、隔绝外来污染、抗菌的作用。创面局部环境对创面愈合的预后至关重要，在运用任何敷料之前，都应该对患者的创面环境进行评估和局部处理，如水分平衡、细菌平衡和创面清创。针对以上的问题，采取针对性治疗方案至关重要。

此外，新的酶激活充氧水凝胶敷料是一种与碘相结合的无菌创面敷料，旨在促进慢性创面愈合。使用水凝胶创面敷料进行局部处理，封闭创面，适用于干至中等渗出、没有明显感染的浅表创面；氧化酶可以用于更具渗出性的创面，与透气可吸收的敷料相结合共同使用。水凝胶旨在提供一个舒缓、潮湿的环境，有利于创面愈合和自溶性清创。酶激活充氧水凝胶敷料是用天然酶水凝胶敷料结合抑菌物质（如碘）提供一个细菌难以生存的环境，敷料内进行着氧合作用，它的功能模仿了人体的天然防御系统。将敷料从其密封包装中取出后放在创面上，给予稳定的过氧化氢流量，过氧化氢到达创面表面时，在机体内部产生的触发酶作用下，立即转化为溶解氧。通过这种机制，过氧化氢被用作氧气的载体，将氧气输送到创面。以上已经提到氧气具有抑制厌氧菌生长的作用，此处的水凝胶敷料同时加入了非常低水平（$<0.04\%$）的碘化物在水凝胶中，氢过氧化物和碘化物相互作用产生分子碘，尽管碘的产量很低，但它有助于创造在创面对细菌有害的环境，从而增强抑菌作用（图3.1）。

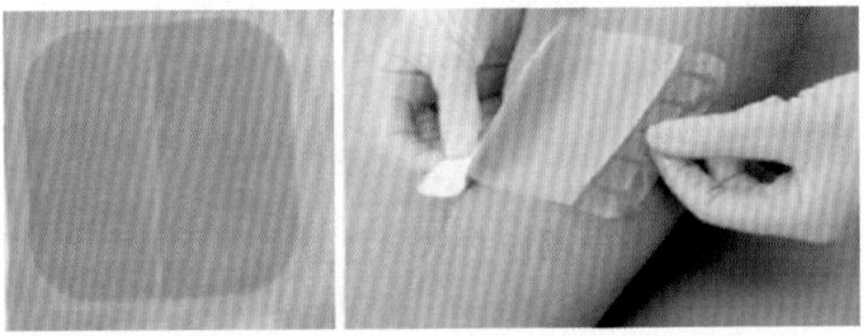

图3.1　水凝胶敷料

（2）Granulox 喷雾　Granulox 喷雾是产于德国的一款可以用来治疗慢性创面的产品，含有血红蛋白成分和活性氧成分，能够为慢性和急性创面提供简单而高效的氧气供应，从而加速创面愈合（图3.2）。

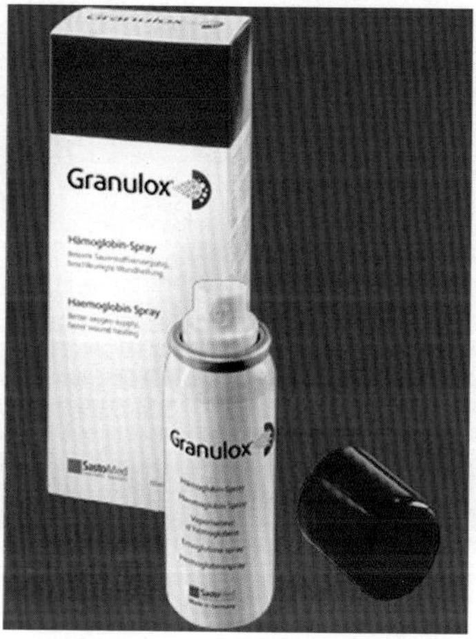

图 3.2　Granulox 喷雾

Granulox 喷雾用于慢性创面操作比较简单(直接喷涂于创面)，可以由患者自行控制。Granulox 喷雾还可以结合其他敷料共同使用(图 3.3～图 3.5)。

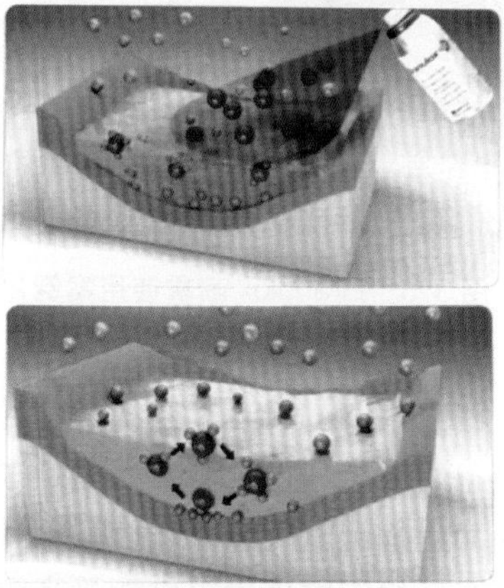

图 3.3　Granulox 喷雾使用示意

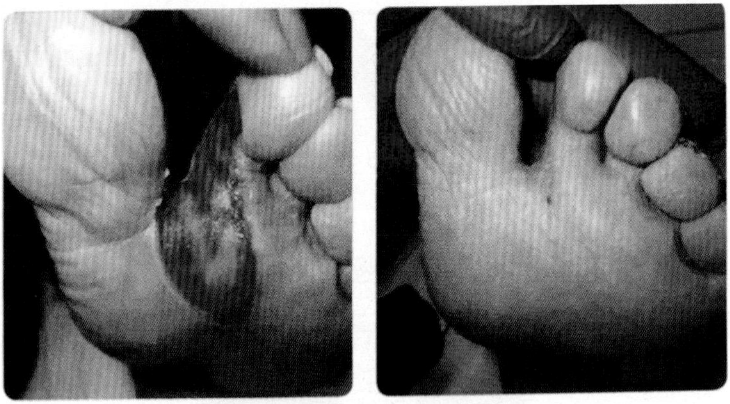

图3.4 Granulox 喷雾使用案例1

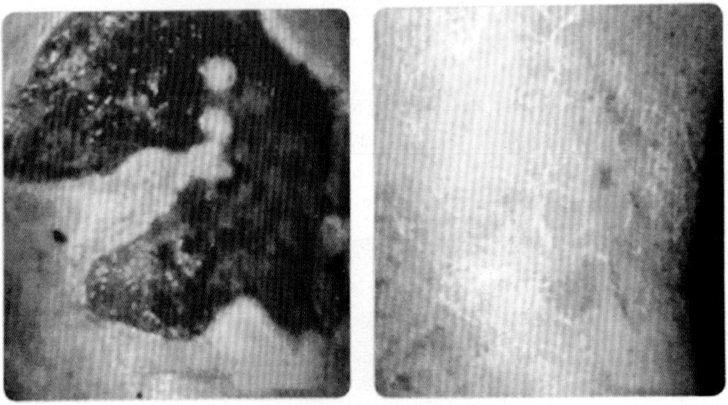

图3.5 Granulox 喷雾使用案例2

(3)NATROX™系统　NATROX™系统是一种创新的医疗设备，由可重复使用的设备组成氧气发生器和无菌一次性氧气输送系统。氧气发生器提供纯净的加湿氧气，而氧气输送系统直接提供湿润的氧气到创面。氧气为新组织的再生提供能量来源，同时具有抗微生物特性。NATROX™具有以下特征：①将 13 ml/h 的纯氧气流输送到创面，持续为创面提供潮湿的氧气；②NATROX™集成式氧气输送系统(oxygen delivery system,ODS)不会黏附在创面上,也不会干扰渗出物管理;③在高于大气压的压力下,该流量足以产生比普通大气高2.5倍的氧气水平,可促进创面愈合并且可以减轻疼痛;④氧气可刺激人体抵抗微生物攻击;⑤由于持续提供清新的氧气,创面不会变干;⑥保持潮湿的环境促进创面愈合;⑦消耗臭氧层物质并有效地将氧气输送到创面,愈合过程不会对组织造成损害;⑧可作为首选敷料用来控制创面的渗出物,并保护创面等(图3.6)。

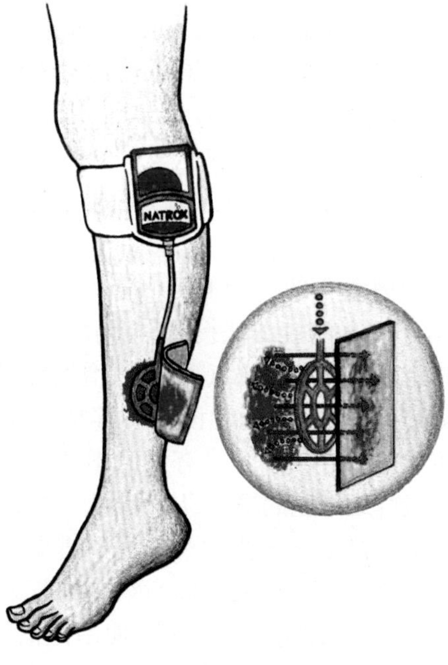

图3.6　NATROX™系统使用示意

大量临床数据表明,氧气为创面愈合提供能量来源,创面如果缺乏氧气,则愈合速度大大减慢。但是在临床上,为了防止大部分创面污染,创面必须保持封闭和干燥,但是这往往会限制甚至阻止创面从周围获得氧气。给组织提供氧气的是血液循环系统,特别是通过接近表面的毛细血管网络。由于年龄和某些合并症,该输送系统可能变得效率低下。损伤的创面组织进一步破坏血管网络,阻碍输送充氧的血液到创面区域。NATROX™系统直接向创面提供湿润、纯净的氧气,氧气可以经过一个富氧的“顶部容量空间”对创面进行作用,同时这种氧气输送装置不影响其他创面敷料的使用。

NATROX™系统禁止下列用途:血栓性静脉炎引起的溃疡;雷诺病引起的溃疡;创面完全被焦痂覆盖;创面有瘘管或深部窦道,末端无法探查;灌注不足以支持愈合,创面面积大于 10 cm×10 cm;感染引起的溃疡,如肺结核、梅毒、深部真菌或三度烧伤等。

(4)过氧化氢乳膏　研究指出,高浓度的过氧化氢会降低成纤维细胞的增殖能力,但是体积分数为1.5% ~3.5% 的过氧化氢可以增加成纤维细胞的增殖能力。过氧化氢乳膏除了影响成纤维细胞的活性外,还能增加创面局部的血液流动,这有助于增加创面愈合的速率。

缺氧是影响创面愈合的一个关键因素,为了提高创面愈合速率,许多国内外学者开始寻找方法提高局部氧气浓度。局部可以释放氧气的化合物有过氧化氢和四氯氧化物,增加局部氧浓度已被认为是缺血组织如压疮、动脉硬化性溃疡和移植物坏死等的治疗方法。过氧化氢可能对成纤维细胞具有细胞毒性,但是,低浓度的过氧化氢可以刺激成纤维细胞的增殖,从而认为它可以用来促进创面愈合。它部分地通过激活金属蛋白酶从而促进血管生成。金属蛋白酶也可以通过促进降解在坏死创面组织中的胶原蛋白从而达到促进创面愈合的作用。目前的研究表明,使用体积分数为1.5% ~3.5% 的过氧化氢可以促进创面愈合。激光多普勒测速仪发现应用过氧化氢乳膏可导致局部血流量明显增加。这可以缩短创面愈合过程中炎症反应和血管生成时间。有趣的是,实验过程中缺血性溃疡附近的组织也表现出血流灌注增加的反应,虽然过氧化氢的应用仅限于创面局部,但创面用体积分数 3.5% 的过氧化氢治疗时,局部创面以外的组织也会发生相应的反应,这表明用过氧化氢治疗局部缺血性损伤有可能通过调节近处组织的反应从而达到治疗目的。

有学者用氧化氢乳膏和0.1%的阿达帕林凝胶联合对比4%的过氧苯甲酰乳膏和0.1%的阿达帕林凝胶联合治疗寻常痤疮，对比受试者的反应，通过判断皮肤红斑、发热及干燥情况来评估皮肤的耐受性。连续治疗8周，在治疗的第4周和第8周，通过基线计数总皮损数、感染性皮损数和非感染性皮损数来评估疗效。结果显示，过氧化氢乳膏对中度寻常痤疮作用更佳，并且皮肤耐受性较过氧苯甲酰乳膏和阿达帕林凝胶要好。过氧苯甲酰等消毒剂联合类视黄醇是局部应用于寻常痤疮的一线治疗药物，然而，这些药物会产生皮肤耐受性。由此我们可以看到过氧化氢在临床创面上的治疗潜力，联合治疗效果也有待发现和应用。

(5)Oxyzyme　Oxyzyme是一种水凝胶敷料，与其他水凝胶片产品一样，可提供促进自溶性创面清创，减轻疼痛，并通过提供创面的湿润环境从而促进创面愈合。Oxyzyme独特地结合了一种生物化学系统，它可以增加创面表面的溶解氧浓度，并从凝胶基质中存在的碘离子的低水平(体积分数低于0.04%)释放碘。氧化酶由两个独立的组分组成，必须按照指示一起施用以激活生物化学过程。两张凝胶片呈现在单个铝箔层压袋中，具有易剥离片，密封在一个塑料外部可剥离袋中。第一种成分直接置于创面表面，由含葡萄糖的简单水凝胶片组成。第二种成分是含有葡萄糖氧化酶的较小片状凝胶，其是一种天然存在的酶，在氧气存在下催化β-*D*-葡萄糖氧化为*D*-葡萄糖酸和过氧化氢。当两种凝胶结合在一起时，下层中的葡萄糖扩散到另一个上层。形成的过氧化氢被释放回凝胶并扩散通过敷料，氧化任何碘离子释放出碘并释放留在溶液中的氧。任何到达创面表面的过氧化物立即分解成水和氧气。它在凝胶内发挥有益的抗微生物作用，并且还有助于防止创面敷料界面处微生物的增殖，同时认为溶解氧对创面内细胞活性的不同方面具有有益效果。因此，敷料有点像分子泵，将溶解氧从外部环境通过敷料输送到创面表面(图3.7)。

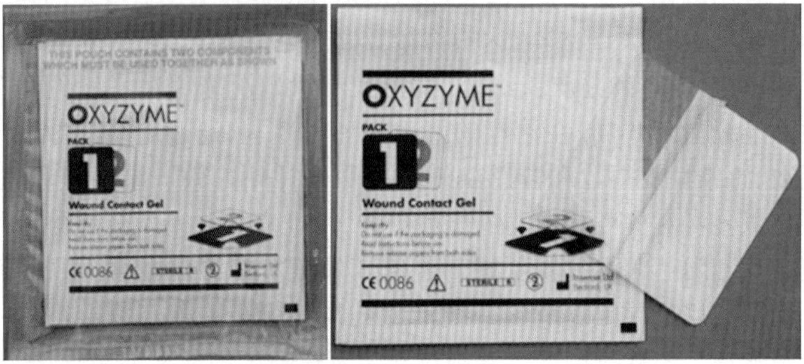

图 3.7 Oxyzyme

(6)过碳酸钠和过氧化钙敷料　产生氧气的创面敷料由4层组成:第一层由明胶组成,是接触创面的最里层;第二层由过碳酸钠(sodium percarbonate,SPO)、过氧化钙(calcium peroxide,CPO)、聚己内酯(polycaprolactone,PCL)、聚乙烯醇(polyvinyl alcohol,PVA)组成,其中SPO和CPO作为氧源,后两者作为基质;第三层由硅氧烷基组成,为敷料提供机械稳定性和柔韧性;而第四层由薄聚偏二氯乙烯(polyvinylidene chloride,PVDC)组成,这一层形成最外层的基层,作为最外层的覆盖敷料,这种敷料还具有较低的气体和蒸气渗透性,可作为化学氧气来源。该敷料可以不断产生氧气达3 d以上,增加了创面部位的氧气张力,通过刺激以下几个过程来启动创面愈合:吞噬作用、中性粒细胞介导的氧化微生物杀伤作用、降解坏死的创面组织、促进胶原合成和新血管生成。

创面的一个典型特点是血液循环系统中断,以及受损伤部位的组织修复和再生的高能量和氧气需求。以下是组织损伤后创面修复和愈合的3个重要阶段:炎症反应阶段、增殖修复阶段和重塑阶段。这3个过程相互渗透,互相包含,并不是独立而生。在组织修复过程中,组织局部需氧量高和供氧量低的情况导致极端缺氧。长期缺氧会延缓组织的正常愈合过程,也可能导致创面的病理性愈合。慢性创面(如糖尿病创面、缺血性溃疡、静脉性溃疡、神经病变足等）由于愈合慢、处理棘手，成为临床重要关注对象，也给患者带来很大负担。众所周知，慢性创面局部的供氧有限。研究发现外部供给的氧气的施用可以在创面愈合中起关键作用，氧气为缺血组织的细胞提供足够的氧以存活、增殖和发挥作用。尽管增加局部氧浓度对创面愈合至关重要，目前增加局部氧浓度的装置是以气态氧为来源，这存在几个限制，通常整个创面治疗期间需要持续供应纯氧，将外部供氧装置物理性连接到患者身上，不仅限制了他们的日常活动，也提高了治疗的总成本。尝试替换使用局部用氧的设备如氧气充气囊、氧气乳化剂，但是不管用什么替代方法，在产品制造期间，气态氧仍然需要纳入使用。

过碳酸钠（SPO）和过氧化钙（CPO）敷料利用颗粒物在原位化学反应产生氧气的原理。这种供氧方法不仅新颖，还可以使敷料中的氧气持续释放至少 3 d，大大简化了以往氧气设备运用的烦琐程序。使用化学基氧的新型产氧创面敷料方法简单，可以为愈合组织提供持续水平的氧气 3～4 d。使用 SPO 和 CPO 敷料，氧气来源于不同量的 SPO、CPO，在猪全厚度创面愈合模型实验中发现这种敷料能够加快创面闭合和促进上皮再生，组织学上观察结果显示，局部氧治疗第 4 周时的表皮开始趋向紧密且结构高度清晰，到第 8 周时其结构与正常猪皮肤相似。除此之外，局部用氧可以提高胶原蛋白在真皮层的沉积和局部血管化。

（7）纯氧透皮贴（OxyBand）敷料　Kimberly 等研究了纯氧透皮贴（OxyBand）敷料和 Xeroform 纱布（一种医用敷料，用凡士林和 3% 三溴苯铋混合物精细织造而成的网状医用纱布）对烧伤创面的影响，结果显示 OxyBand 敷料相对而言拥有更快的愈合速度和更短的疼痛时间。这两种敷料各有自己的优势和缺陷。OxyBand 敷料主要表现在它不可裁剪，大小受到制造商制造的限制；而 Xeroform 纱布是可以根据需要裁剪到想要的大小。OxyBand 敷料的这一缺陷是可以采取提前定制而得到弥补的。

实验证明，创面局部连续用 100% 氧气处理，可以明显增加局部组织的上皮化，因此应用氧气治疗创面有望在临床上开展使用。局部用氧的好处主要表现在成本较低、低毒性(不会导致全身性氧中毒)。在临床实践过程中,我们发现创面面积越大,如果与外界相通则感染的风险越高。对于烧伤面积大的患者而言,及时处理创面,尽量避免污染极其重要,甚至可以挽救其生命。OxyBand 敷料是经美国 FDA 审批的一种创面敷料,它可以将氧气输送到创面,在这个多层敷料的层次之间预充高浓度的氧气。最外层是与外界隔离的屏障膜,在保证创面与外界隔离的同时,也保证氧气的单向流动,从而保证氧气只会渗透到创面。底层附着在薄膜上,这种薄膜不会阻碍氧气的渗透。敷料就像一个储氧器,它可以使创面尽可能多地与氧接触从而满足局部组织修复与再生的氧气需求。敷料趋于不黏附在供体部位,而是借助于黏合创面外围部分从而固定在创面以上(图 3.8)。

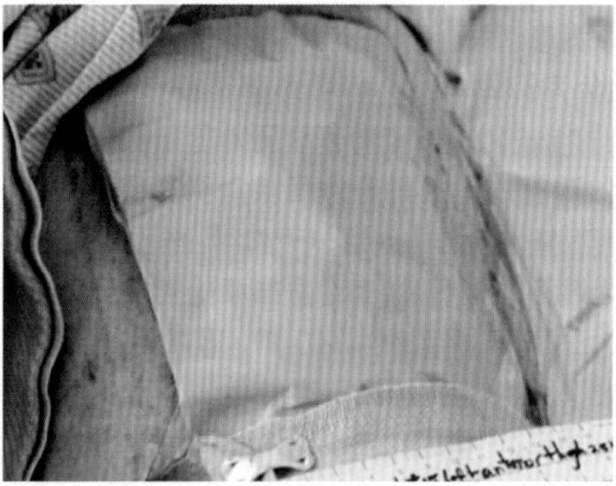

图 3.8　纯氧透皮贴(OxyBand)敷料

(8)四氯十二氧基阴离子络合物　四氯十二氧基阴离子络合物(tetrachlorododecyloxy-anion complex,TCDO)是一种化学性质稳定的水溶性化合物,其中的亚氯酸盐基质中含有氧。TCDO 作为一个氧供体将被激活,需要同血红素一起发挥作用。1 μl TCDO 在含 10 μmol/L 血红蛋白磷酸盐缓冲液中稀释 10 倍,可释放 2.1 nmol

氧和1.38 nmol的乙烯。TCDO通过增加缺氧创面组织中的PO_2,增加吞噬细胞的吞噬作用,从而加快组织修复速度。可应用于难愈性创面,例如动、静脉性溃疡。对于这种敷料的研究是在十几年以前,近几年几乎没有见到关于其应用的报道,对于TCDO的临床应用价值,还需要更多临床考证。

早在1984年Joachim等在给《柳叶刀》的一封信中第一次讲述了TCDO处理临床难愈性创面改善患者创面的局部氧气供应的经过。后来他们设计了一个双盲、随机、多中心试验对临床38例创面进行研究。他们将TCDO溶液直接应用于创面上或者用浸渍了TCDO溶液的敷料覆盖创面(每100 cm^2使用25 ml TCDO),对照组应用生理盐水。敷料的使用与创面大小相适应,随着创面大小不同敷料也在改变,每天对创面进行TCDO湿润化处理一次。对创面进行肉眼化的评估如上皮化和肉芽组织生长情况。在第1、3、8、14、21天观察创面愈合情况发现,TCDO对创面治疗的有效率大概是对照组的2.4倍。Youngman等检测了TCDO的氧化能力、毒性并分析其氧化反应作用机制,发现TCDO在作用过程中不释放OH^-等产物,意味着其发挥氧化作用并不是通过氧气来产生,但是可以在血红蛋白催化作用下发挥氧化作用,除此之外,TCDO的作用不会被体内的过氧化氢酶和超氧化物歧化酶所抑制,在使用过程中,TCDO并不会产生明显的有毒物质造成人体伤害,同时不会被体内过氧化氢酶或者超氧化物歧化酶所抑制。相对而言,TCDO的反应体系并不会产生有毒物质。因此他们得出结论:TCDO与人体内的血红蛋白共同作用具有抗菌活性,能够促进创面愈合(图3.9)。

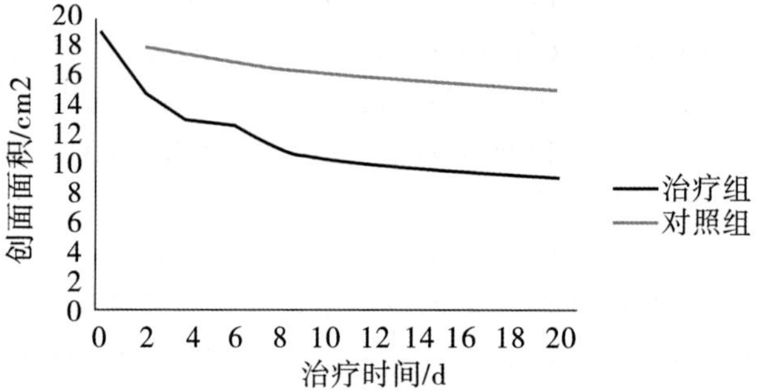

图 3.9　局部氧疗对慢性创面恢复的影响

(9)全氟化碳氧乳液　全氟化碳氧乳液是用全氟化碳作为悬浮液,融入过饱和氧气组成。氧是创面修复的各个环节所必需的物质,已有研究发现创面中增加的氧张力可以增加局部的吞噬作用和减少创面感染的发生率。Stephen 等利用全氟化碳氧乳液对猪二度烧伤创面进行了研究,发现全氟化碳乳液能显著提高部分细胞上皮化的速度,这可使功能性皮肤在更快时间内获得上皮化,从而对外界不利于创面愈合环境(如细菌入侵等)进行抵御,发挥屏障保护作用。在使用之前应当进行确切的临床试验予以论证。

在组织修复过程中许多细胞参与了各种各样的代谢活动,这些生命活动导致需氧量增高。最近的研究已经证明,创面中增加的氧张力可以通过刺激几个过程促进创面愈合,包括吞噬作用(吞噬微生物、细胞等)、坏死组织的降解、胶原蛋白生产、新血管生成和中性粒细胞介导的氧化微生物杀伤等。成纤维细胞是皮肤的成分之一,也是皮肤进行自我修复不可少的成分,但是成纤维细胞不能在没有氧分子的情况下合成胶原蛋白,所以提高创面氧含量是增加创面愈合速度的一个关键问题所在。作为一种气体,氧气穿透皮肤的能力是有限的。当暴露于大气压力下时,氧气微泡从局部制剂成核、聚结和起泡导致氧含量降低。现在可以购买的一些氧化物制剂,一般是通过组织接触后的自发分解或酶分解向组织提供少量氧气。比如过氧化物,但是过氧化物对局部组织存在刺激作用,并且支持代谢氧需求的能力有限,从而限制了其临床运用。理想的局部用氧剂应该在数小时后向创面提供足量的氧气加速局部组织修复并且对皮肤无毒无害。TherOx 公司开发了一种技术,其中含超饱和氧气的乳液可以将氧气输送到创面,随着时间的推移它可以缓慢释放额外的氧气。这种技术是将全氟碳微滴封装在一个含水连续相。氧气在全氟化碳的溶解度较水高约 20 倍,因此,全氟化碳具有较高的氧承载能力。将氧气溶解在全氟碳乳剂中并在压力作用下储存在小分装瓶中。通过对乳液施加一定的压力,达到在储存期间防止溶解和气体丢失从而能够保持使用时输送最大的氧气浓度的目的。溶解氧浓度大约为每毫升乳液 2 ml 的氧气(标准温度和压力)。

3.1.2.2 局部用氧的方法

局部用氧主要指利用外界条件制造一个局部封闭的环境,然后将外界氧气输送到创面局部或者直接对创面局部吹拂氧气以达到治疗目的,主要操作方法如下。

(1)局部氧气吹拂法　局部氧气吹拂是指由导管直接对准创面,由机器或者氧气袋等持氧容器对患处给氧。Jalil Azimian 等将 100 例骶骨或坐骨区的Ⅱ ~ Ⅳ期压疮随机分配到对照组或试验组,试验组利用导管对压疮局部进行氧气吹拂,利用加湿高压装置,以 10 L/min 的速度,每次给氧 20 min,每天 3 次,治疗持续 12 d,氧气治疗过后,用蘸有生理盐水的纱布覆盖创面,且及时换敷料;对照组不给予氧气处理,单独使用盐水纱布。通过对比创面愈合的速度发现,相对于未给予氧气治疗的对照组而言,给予氧气治疗的试验组压疮愈合的速度加快。压疮作为难愈性慢性创面之一,具有迁延难愈、治疗花费巨大等特征。研究表明,氧气可以促进创面部位血管生成,成纤维细胞生长及胶原合成,并抑制细菌生长,从而促进组织再生。这种治疗方法操作简单、花费较少、安全性更高。

(2)密封联合给氧法　密封联合给氧法指的是利用其他工具如玻璃、保鲜膜、敷料等覆盖住创面,联合红光或者氦氖激光等其他治疗手段与氧气共同作用于创面的一种治疗手段(图 3.10)。

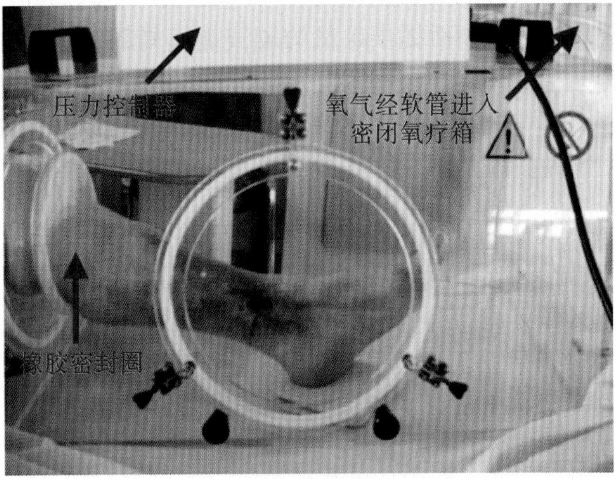

图3.10　**密闭箱给氧**

如图3.10所示，将静脉性溃疡创面放置一个箱子，制造一个相对密闭的环境，这里面湿度一定，压力一定，氧气通过右侧的给氧口进入，每次使用10 L/min的速度给氧，每次持续180 min，每天使用两次，给氧后创面护理根据局部渗出物情况和患者经济情况，每周更换敷料1～3次。治疗时间直到溃疡愈合，或以12周为限。在这个试验过程中，如果治疗达到12周溃疡仍然没有愈合，研究者则认为这是失败的案例。

下肢静脉性溃疡经久不愈、复发率高、治疗费用高昂和治疗难度极高，在很大程度上成为社会负担和影响患者生存质量。曾有实验人员对临床上使用的纱布等普通敷料进行研究，发现这些敷料并不促进创面愈合，因此不具备社会效益，也限制了其在静脉性溃疡上面的应用。也有使用银离子等抗菌敷料进行实验，发现它们仅对小创面效果明显，对于下肢静脉性溃疡作用不佳，并且复发率高。后来出现的全身氧气疗法，虽然原理上能够治疗创面，但是已经有报道，全身氧疗可能会导致氧气中毒，这也限制了氧疗的广泛临床应用。后来出现的高压氧疗，可以输送氧气到达一定的部位，从而避免其他组织(如肺)发生全身毒性反应。局部氧气治疗与高压氧相似,氧气可以到达组织 30 ~ 50 mm 处。由于氧疗只针对局部组织,从根本上解决了氧中毒这个难题。Wael 的研究中溃疡时间为 2 ~ 43 年,并且近期没有愈合趋势。研究发现,局部氧疗可以通过促进胶原再生、毛细血管生成、增加创面局部血管生成因子(VEGF)的含量而促进创面愈合。此处的局部封闭条件下给下肢深静脉性溃疡患者局部进行氧气治疗的方法,成本低廉,收获的临床效果比较满意。

(3)结合疗法

1)氧气治疗结合负压封闭引流:此种方法是结合负压封闭引流(VSD)和氧气对创面进行治疗,通过 VSD 制造一个封闭的环境,同时能发挥两者的作用。此种方法可用于多种渗出物较多的创面,此处以压疮为例,讲解此种方法的使用步骤。首先清除创面上的坏死组织及分泌物,清创前后分别用碘伏和生理盐水清洗创面,根据创面选择 VSD 材料,其中引流管端及多侧孔均放置于 VSD 的由高分子材料组成的泡沫之中。将 VSD 材料置入创面,用生物透性膜对整个创面进行封闭,封闭范围应该超过压疮创面边缘 3 cm,连接负压,将引流管连接中心负压吸引,将负压设置为 -16.67 kPa(-125 mmHg)。也可以根据创面大小和渗出物多少来调节负压大小。VSD 连接好后,用导管连接氧源,采用中心供氧系统,供氧接口连接湿化瓶,内置蒸馏水 1/3 ~ 2/3,负压连接口和引流管接口通过放置三通管相连,每次氧疗时清除引流液,撤离负压装置,引流管连供氧接口。氧疗时间为 2 ~ 3 次/d,每次 15 ~ 30 min,氧流量设置为 4 ~ 6 L/min,氧疗完毕继续将负压引流管接回负压装置,进行负压引流。VSD 的更换要结合创面情况,渗出多或者负压系统遭到破坏时要及时更换 VSD 敷料。打开 VSD 敷料,观察压疮面组织生长情况,如果肉芽组织新鲜,生长良好,毛细血管丰富,组织无明显水肿,无明显渗出物时,可以考虑撤除负压引流装置,然后进行下一步手术处理,如皮瓣转移手术等。

临床上,压疮又称作压力性损伤,是由多种因素共同作用引起,其病变过程是一种损伤性级联反应。其发生机制是持续的外力作用导致的缺血性损伤。VSD 是利用生物透性膜形成一个封闭的系统,引流管不直接与创面接触而是隐藏在负压多孔结构之内,创面局部密闭的结构可以隔绝外部污染物,局部负压可以改善创面血供,在促进局部血液循环的同时及时清除创面渗出物,很大程度上减少了创面感染。VSD 已经被广泛用于软组织挫裂伤、软组织缺损、手术后切口感染、临床皮肤移植的受区以及难治性压疮中,并取得了良好的效果。张斌等对 VSD 联合局部氧疗的创面进行了细菌学研究,发现 VSD 联合氧气治疗能够明显减少创面细菌量。VSD 的密闭效果和局部负压两大特点,可以缩短创面愈合时间,由于组织愈合过程中耗氧量增加,而机体由于病因存在,局部缺氧情况仍然存在,采用局部充氧治疗的手段进行外部给氧,在给氧的同时对氧气进行湿化处理,既可以给创面一个潮湿的愈合环境,又可以大大提高局部氧分压,从而提高组织用氧来源。从王维等的研究中发现,VSD 结合局部氧疗治疗压疮,可以降低并发症的发生率,加快肉芽组织生长速度和启动组织修复,为下一步手术打下基础。

张自鹏等用 VSD 联合局部氧疗对兔耳慢性创面进行治疗研究。创面愈合率是评定创面愈合的最直接的指标,血管内皮细胞增殖是血管新生的基础,成纤维细胞的增殖是基质。局部氧疗可以弥补 VSD 治疗对于局部造成的缺氧状况。局部给氧主要靠氧气的弥散发挥作用,影响氧弥散的因素主要是氧分压与弥散距离,VSD 治疗能够清除坏死组织和减轻水肿,这些都有利于氧气的弥散。本实验证明了 VSD 联合局部氧疗可以加快创面愈合的速率,同时也提示我们,在临床使用 VSD 进行创面治疗时,应该密切观察创面情况,综合局部情况给予合适的负压,否则负压值过大不仅不会加快创面愈合速度,反而会对创面造成损害,特别是缺血性的创面应当更加注重负压值的选择。

2)氧气结合红光:近几年来红光和局部氧疗在临床的应用变得越来越广泛,结合两者治疗慢性创面原理上能够结合两者的优点从而加速创面愈合。杨俏兰等对慢性皮肤损伤持续 1 个月以上,久治迁延不愈,创面情况不见明显好转或者是持续恶化,皮肤创面最小的直径>3 cm 的慢性创面进行红外线联合氧气治疗。具体操作为常规使用生理盐水清洗创面局部,必要时清创坏死组织,直至出现新鲜红润基底组织,局部感染严重时可采用碘伏或过氧化氢等皮肤消毒剂后再综合评估创面大小、深度、颜色,以及患者是否同时伴有糖尿病、肾病等疾病,综合考量,事先确定创面治疗方案,根据创面局部的损伤情况(比如是否有渗出液等)选择合适的敷料和确定更换敷料的时间,给创面创造一个湿性愈合的环境。在常规方法治疗的基础上,患者创面上方配以红外线灯照射,局部照射处的皮肤创缘距离辐射板 20 ~ 30 cm,皮肤表面的温度不宜过高,应该保持在 39 ℃左右,否则会造成二次损伤,照射时间为 30 ~ 60 min/次。局部氧疗使用的方法是在一次性无菌保鲜袋中充满氧气后,将患肢置于其中,用胶布封住保鲜袋的出口,同时以 8 ~ 10 L/min 向保鲜袋内充入纯氧,每次持续 90 min,2 次/d,对照组只进行常规理疗,结果显示,在常规治疗基础上,采用局部氧疗联合红外线照射疗法能显著促进难愈性创面的愈合,减轻患者疼痛。

廖琪梅等用家兔进行实验,用自制的有机玻璃装置罩住创面,距创面 10 cm,用流量为 5 ~6 L/min 的纯氧吹拂 30 min,每天一次。与此同时他们用发光二极管(light-emitting diode,LED)阵列置于自制有机玻璃封闭装置内,在距创面 10 cm 照射 30 min,每天一次。对照组不采取任何措施。结果显示,近红外照射与局部氧疗相结合能促进创面愈合,是一种新型治疗创伤的方式。红光和氧疗已经分别在临床治疗创面的进展中取得了可喜的结果,两者结合治疗临床各种急慢性创面有待于更进一步的尝试和探讨。

近红外线照射治疗可以调动内源性生长因子促进创面的愈合,而局部氧疗是协调其外源性因子提供活性氧维持细胞活性。局部氧疗只能作用于创伤表面,增加创面的氧浓度,不能深入创伤内部;而近红外线穿透能力强,深度达 5 ~ 8 mm,能直接作用到皮肤的血管、淋巴管、神经末梢和其他皮下组织。因此,红外照射和局部氧疗二者相结合，将会从内源性和外源性生长因子两方面共同作用，红外线的穿透能力作用于皮下组织，局部给氧改变创面表面环境，从宏观上改变内外环境条件调动各种因子参与创面愈合，使抗菌消炎、镇痛、解痉的效果更加明显，从而加快创面的愈合速度。这两种方法的结合应用，可以形成优势互补，在实验中使用的 LED 阵列能发出波长 850 nm 的近红外线，其波长正好在 630 ~ 900 nm 范围内，使近红外照射达到了最佳效果。

3）氧气结合氦氖激光：以治疗肛周感染为例，患者根据临床治疗经验并结合血液培养结果选用敏感抗菌药物进行静脉抗感染治疗。常规治疗主要是每日晨、晚间及每次排大便后，用柔软消毒纸巾擦拭肛周，再予 1∶2 000 氯己定（洗必泰）液冲洗肛周，联合 1∶5 000 高锰酸钾坐浴 20 min，再用 0.5% 聚维酮碘消毒，自然待干后加用氧气局部吹拂肛周，每日 2 次，每次 15 min，氧气流量 5 L/min；同时使用氦氖激光治疗仪直接局部照射，每日 2 次，每次 10 min，连续使用 2 周。在执行这种治疗操作的过程当中，必须严格无菌操作，加强消毒隔离，病室内桌面、墙壁及所有物品表面每天用 1∶2 000 氯己定液擦拭 1 次，工作人员进入百级无菌层流病房时，必须再次洗手，戴手套、口罩、帽子、脚套和穿隔离衣，以免引起交叉感染。患者的便盆和坐浴盆每天用 1∶2 000 氯己定液清洗消毒后，再次高压灭菌备用。患者的内衣裤、床上用物、毛巾等隔日更换 1 次，清洗后高压灭菌备用。应用局部氧疗联合氦氖激光局部照射护理后肛周感染患者，结果显示，优势表现在效率高，起效时间快，整体治疗时间缩短，减少了抗生素的应用时间，从而减少了耐药菌株的产生，提高了护理质量，对层流洁净病房的感染控制有一定意义。

肛周因其特殊生理功能和解剖特点，是感染的高发部位，且感染易扩散，如不及时发现并采取有效的干预措施，会引起严重的并发症导致移植的失败。局部氧疗和氦氖激光局部照射结合起来护理肛周感染患者，操作简单，患者依从性好；且治疗无痛，无不良反应。氦氖激光是一种低功率的激光，穿透浅，对组织损伤小，能改善局部的血液循环，增强白细胞的吞噬作用；且刺激神经产生冲动，增强细胞膜的钙离子泵和钠离子泵作用，使局部的5-羟色胺水平减少，释放吗啡样物质，从而发挥消炎、镇痛、吸收渗液的作用。局部给氧通过增加创面组织的氧分压，对厌氧菌产生特异性抑制，起抗感染的作用；氧气又是胶原合成和表皮细胞再生的重要元素，有促进肛周黏膜细胞生长的作用；且局部氧疗可收缩炎性扩张的毛细血管，减轻血管渗出，减轻组织肿胀，最终达到加快创面愈合的目的。

当然，局部氧疗联合氦氖激光治疗不仅仅局限于肛周感染的治疗，有条件的医院，对于慢性难愈性创面以及其他感染性创面如糖尿病足、静脉性溃疡、压疮等临床难以治愈的创面，都可以采用这种治疗手段。不仅能提高治疗效率、缩短治疗时间，还能减少抗生素的应用时间，从根本上减少耐药菌株的产生，提高护理质量。

4）氧气联合红外线照射及磺胺嘧啶银乳膏法：局部氧疗联合红外线照射及磺胺嘧啶银乳膏法是指氧疗、红外线和磺胺嘧啶银乳膏同时对创面进行治疗的一种方法。这种方法适用于慢性难愈性创面，如糖尿病足、静脉性溃疡、压疮等，以糖尿病伴随Ⅲ期压疮为例。对患者进行基础病治疗：血糖控制、营养支持、抗感染。清创后，进行局部氧疗，使用中心供氧装置（湿化瓶内装入1/3～2/3的75%乙醇或者蒸馏水），设置氧流量为6 L/min，氧浓度为45%，连接鼻导管，在距离创面1～2 cm处对着创面处吹氧，每天2次，每次20 min。红外线照射，使用红外线灯治疗器对创面进行局部照射，在距离创面20～30 cm处对创面进行治疗，尽可能保持皮肤温度在38 ℃左右，每天使用2次，每次照射10～15 min。磺胺嘧啶银乳膏换药，采用磺胺嘧啶银乳膏外涂在创面及周围皮肤红肿处，然后用无菌纱布覆盖创面。

磺胺嘧啶银乳膏经常被用于烧伤创面，其中所含有的银离子具有杀菌消毒的作用。乳膏可以保持创面局部湿润，避免新生肉芽组织粘连，湿性环境还能保护创面神经末梢，减少创面疼痛。使用红外线进行局部照射能使皮肤及皮下组织的温度局部升高，扩张局部血管、改善循环，从而加快压疮部位的血液循环和新陈代谢。与此同时红外线对组织能够通过加快毛细血管血流速度，红细胞集聚减少，静脉丛淤血减轻或消失，从而促进了炎症消退和组织修复。药物、红外线、氧疗，三者联合使用，能够有效发挥各自优点，从而促进创面的愈合。

（4）氧气罩给氧法　蒋玉梅等报道了一种简单可行的局部给氧方法。选用灭菌包装的一次性换药碗1只，如果创面直径大于10 cm，则选用灭菌包装的一次性弯盘，直血管钳1把，50 cm系带2根。用血管钳在换药碗的顶部留一个输氧管大小的圆孔，使换药碗与输氧管紧密连接，换药碗两边各留2个小孔穿好系带备用。当氧气罩不能与创面紧密连接时，外罩1只大小适宜的保鲜袋，以增加氧疗浓度和氧疗效果。有表皮破损的创面选用0.1%氯己定清洗创面，去除创面分泌物及坏死组织，湿化瓶内不加湿化水，将输氧管与氧气罩相连接，氧气罩罩在创面上，四肢用系带固定好。胸腹部用11 cm×7 cm的3 L粘贴固定系带，调节流量6～10 L/min，持续吹氧2 h以上。为防止换药碗边缘压迫局部组织。可用纱布包裹。若存在多处组织挫伤，可将输氧管接“Y”形管再与2个氧气罩连接，氧气流量调至10 L/min。每个创面每2 h交替使用。这种方法可以应用在局部组织损伤、植皮术后创面愈合不良、会阴部及腹股沟糜烂性湿疹、压疮、水疱、手术切口愈合不良等多种急慢性创面。可观察到实施氧疗的创面，水肿减轻，渗出减少，炎症消散，有效率为100%。组织损伤早期实施持续氧疗6 h能使创面干燥，色泽鲜红。停止氧疗后如果创面仍有渗出，持续吹氧24 h创面即能形成一层薄薄的痂皮，对创面有很好的保护作用；对于腹股沟会阴部湿疹，在保持清洁干燥的同时持续吹氧24 h，湿疹即能变暗、变小，72 h隐退并逐渐消失；而对于植皮术后难以愈合的创面，能使暗紫的组织色泽转红，水肿明显消退，渗出停止，上皮细胞生长移行明显；压疮则每日换药，因体位关系给予吹氧2 h间歇2 h，创面转红，上皮细胞生长移行；已经发生感染的创面，必须在彻底清除坏死组织的前提下再实施氧疗，方能收到一定疗效。

氧气罩制作简单，使用方便，便于固定，不影响四肢活动，不影响保暖，便于观察创面。使用氧气罩对局部创面实施常压氧疗，使整个创面都沐浴在近乎纯氧的环境中，相对于只用输氧管固定创面边缘吹氧效果更显著，且省时省力。对于氧疗是否应该加湿使创面修复保持在一个湿润的环境更加有益于创面愈合也是仁者见仁，智者见智，具体的实施方案应该结合患者局部创面反应情况而定，不可单一死板、盲目而为。

(5)鸡蛋内膜联合氧气疗法　鸡蛋内膜含有一种溶菌酶，局部氧疗可以通过多种途径促进创面愈合，郎婉丽等联合两种方法治疗压疮，主要操作方法为：针对Ⅱ期压疮，无菌注射器抽出疱内液体，鸡蛋内膜（范围超过疮面1.2 cm）涂于创面；氧气流距离创面6 cm，氧流量5～8 L/min，持续吹5～10 min。2～3 d换药1次；对于Ⅲ～Ⅳ期压疮，解除压迫，清洁疮面，去除疮面内的坏死组织，生理盐水冲洗后，无菌纱布蘸去多余水分，保持疮面干燥。用鸡蛋内膜（范围超过疮面1.2 cm）涂于创面；氧气流距离创面6 cm，氧流量5～8 L/min，持续吹5～10 min，用无菌纱布包扎，2～3 d换药1次，分泌物多时，可每日换药1次。鸡蛋内膜联合氧气治疗压疮是一种有效的方法，该方法取材容易、价格低、易于操作、无不良反应，也不用频繁换药。而目前新型敷料价格昂贵，且未纳入医保目录，不易被广大患者接受。因此选用本研究所述的方法，医疗费用相对更低，同时还可降低护理人员的工作强度，达到了患者、家属及护理人员都满意的效果。鸡蛋内膜联合氧气治疗压疮适宜在临床中推广应用。压力、剪切力、摩擦力、潮湿、营养不良、运动感觉障碍、体位受限、手术时间、高龄及使用医疗器械是发生压疮的高危因素。瘫痪患者、老年人、重症监护室患者、手术患者、营养不良和肥胖患者，使用镇静剂、昏迷、水肿、发热、疼痛、严重认知功能障碍患者及吸烟者是发生压疮的高危人群，骶尾部、髋部、足跟等是发生压疮的高危部位。治疗压疮不仅增加了医疗需求、护理难度、住院费用、住院时间，还增加了患者痛苦和病死率，甚至成为医疗纠纷和诉讼的来源，给家庭和社会带来沉重的负担。因此,为保障患者安全和提高就医满意度,积极预防压疮是护理工作中的一项重要工作。一旦发生压疮,应加强皮肤护理,保持皮肤干燥与清洁,减少摩擦力、剪切力、潮湿等。还要增加营养,给予高蛋白、高维生素饮食,增强机体抵抗力,同时需要控制其基础疾病如糖尿病、充血性心力衰竭等,对感染者给予抗菌药物治疗。治疗压疮的方法很多,且均具有一定的疗效,但该研究发现,鸡蛋内膜联合氧气治疗压疮的效果更优:观察组治愈率及有效率均高于对照组,观察组治愈时间也少于对照组。鸡蛋内膜含有一种溶菌酶,能分解异生物的细胞壁,具有杀死细菌、破坏入侵细菌的作用。另外鸡蛋内膜表面氨基酸浓度较高,较易形成新组织生长的适宜环境,有利于上皮细胞的生长和创面愈合。而且它又是一种接近生理状态的半透膜,使用它贴敷在患处,既能保护创面,又能预防再次被污染的概率。压疮区域存在着局部微循环障碍、组织供氧不足、易于细菌生长的问题。既往处理压疮常采取碘伏消毒疮面后单纯用鸡蛋内膜保护,但这种方法对Ⅲ ~ Ⅳ期压疮无效。向压疮部位局部供氧,可有效提高创面组织局部的氧气浓度,增强创面组织的供氧,提高创面毛细血管的含氧量,改善局部组织有氧代谢,进而促进正常组织细胞的氧合。氧气能有效地增强巨噬细胞活性,同时氧气本身具有广谱抗菌药物的特性,可有效地抑制革兰氏阴性和阳性细菌,能抑制压疮区域厌氧菌生长。另外还可利用氧气流吹干疮面,促进结痂,有利于愈合。

其他方法:局部氧疗临床应用多种多样,其他较为常见的还有氧气绷带的使用、硅酮管透皮持续输送氧气法、低流量(3 ml/min)持续给氧法等。

3.2 创面的治疗

3.2.1 压疮

美国压疮专家组(National Pressure Ulcer Advisory Panel,

NPUAP)将压疮定义为:压疮指的是皮肤或皮下组织由于压力,或含有剪切力和(或)摩擦力作用而通常发生于骨隆突处的局限性损伤。《新编护理学基础》中将压疮定义为“由于局部组织长时间受压,血液循环障碍,局部持续缺血、缺氧、营养不良而致的软组织溃烂和坏死”。其病因和发病机制:①外源性因素,主要产生于来自软组织的机械力,如压力、剪切力和摩擦力(三力合说)和潮湿等,压力是指垂直作用于单位体表面积上的力。在坐位或卧位时,骨隆突处和物体表面之间的组织受压,因此这些部位最容易发生压疮。目前检索到的文献一致认为压力是发生压疮的最主要因素,因此减压是压疮预防的关键。剪切力导致相应组织的扭曲和受压,压力垂直作用于组织上,而剪切力产生对角力。当患者床头抬高>30°时,患者身体下滑使得骶尾部皮肤与骨性标志形成剪切,其形成的溃疡称为剪切性溃疡。然而由于压力必然导致剪切力的发生,剪切力压迫受压组织,因此很难区分压力和剪切力。由于皮肤含有胶原蛋白和弹性纤维提供张力,因此深层组织结构如肌肉和皮下脂肪比皮肤组织对剪切力更敏感、更脆弱。摩擦力是作用于皮肤表面方向相反的平行力,摩擦力更容易损伤皮肤浅层。附加因素(如失禁引起的潮湿)是引起皮肤浅层损伤的促发因素。最近一项通过高分辨超声扫描的观察性研究证实了当摩擦力影响到真皮时,深层组织仍然保持完整,因此,摩擦力和潮湿都不会导致更深层的组织损伤。②内源性因素,主要取决于软组织对机械力的敏感性,包括移动能力受限、基础病、营养不良、发热、贫血、感染和内皮细胞功能紊乱等。

3.2.1.1 压疮分期

2007 年 NPUAP 将压疮分为如下几期。

Ⅰ期:完整皮肤的指压不变色、发红,通常发生于骨隆突处。深色皮肤可能没有明显的发白;但受累部位的皮肤颜色和周围皮肤颜色不同。进一步描述,受累部位可能有疼痛、坚硬、柔软,比相邻组织微暖或凉。在深色皮肤的患者很难识别Ⅰ期压疮,可能显示有发生压疮的危险(预示压疮危险)。

Ⅱ期:部分真皮层缺损,表现为表浅溃疡,创面床粉红色,没有腐肉。也可能表现为完整或开放/已破裂的血清性水疱。进一步描述,表现为发亮或干燥的表浅溃疡没有腐肉或青紫。此期压疮不应该用来描述皮肤撕裂伤、胶带伤、会阴部皮炎、浸渍或表皮脱落,青紫说明可疑深度组织损伤。

Ⅲ期:全层组织缺损。可见皮下脂肪,但骨、肌腱或肌肉尚未暴露。有腐肉但是不影响判断组织缺损的深度。可能存在潜行和窦道。进一步描述,Ⅲ期压疮的深度因解剖位置的差异而各有不同,鼻梁、耳朵、枕部和踝部没有皮下组织,Ⅲ期压疮可能较表浅,相反,脂肪多的部位Ⅲ期压疮可能很深,骨/肌腱未暴露或不能直接接触到。

Ⅳ期:全层组织缺损伴有骨、肌腱或肌肉暴露。在某些创面床可以伴有腐肉或焦痂。常常包含潜行和窦道。进一步描述,Ⅳ期压疮的深度因解剖部位不同各有差异。鼻梁、耳朵、枕部和踝部没有皮下组织,因此压疮可能较表浅。Ⅳ期压疮可能会损伤到肌肉和(或)支撑结构(如筋膜、肌腱或关节囊),有发生骨髓炎的危险。可以见到或直接接触到暴露的骨/肌腱闭合性压疮。皮下脂肪缺血坏死,不伴有皮肤溃疡,形成充满坏死组织碎片的黏液性的空腔。累及深度和程度类似于Ⅲ期压疮。覆盖层皮肤色素沉着、变厚、纤维化,最终皮肤破溃,形成口小底大的创面床。压力和(或)剪切力导致完整皮肤局部紫色或褐紫色的改变或血疱。受累区域疼痛、坚硬、糊状、沼泽样,与周围相邻组织相比更暖或凉。进一步描述,演变过程包括深色创面床上的薄皮水疱,创面可能进一步演变并发展成薄层焦痂覆盖。这一过程可能很快,即使给予最佳的治疗,也可能暴露另外的组织层。

难以分期:全层组织缺损,溃疡基底床被腐肉覆盖(黄色、柏油色、灰色、绿色或棕色)和(或)焦痂(柏油色、棕色或黑色)。进一步描述,要清除相当多的腐肉和(或)焦痂,暴露创面床,才能确定真实的深度进行分期。足跟稳定(干燥、牢固、完整而没有红斑或波动感)的焦痂作为人体的自然(生物)保护膜不应该去除。

3.2.1.2 局部氧疗治疗方法

(1)氧气吹拂法　局部进行氧气吹拂,利用加湿高压装置,以10 L/min 的流量,每次给氧 20 min,每天 3 次,治疗持续 12 d,氧气治疗过后,用蘸有生理盐水的纱布覆盖创面,且及时换敷料。

(2)VSD 联合局部氧疗　首先进行创面清创,清除创面上的坏死组织及分泌物,清创前后分别用碘伏、生理盐水清洗伤,VSD 材料置入,根据创面选择 VSD 材料。引流管端及多侧孔均位于 VSD 的高分子材料泡沫之中。将 VSD 材料置入创面,用生物透性膜对整个创面进行封闭,封闭范围应该超过压疮创面边缘 3 cm,连接负压,将引流管连接中心负压吸引,将负压设置为-16.67 kPa(-125 mmHg)。也可以根据创面大小和渗出物多少来调节负压大小。VSD 连接好后,用导管连接氧源,采用中心供氧系统,供氧接口连接湿化瓶,内置蒸馏水 1/3 ~2/3,负压连接口和引流管接口通过放置三通管相连,每次氧疗时清除引流液,撤除负压装置,引流管连供氧接口。氧疗时间为 2 ~3 次/d,每次 15 ~30 min,氧流量设置为4 ~6 L/min,氧疗完毕继续将负压引流管接回负压装置,进行负压引流。VSD 的更换要结合创面情况,渗出多或者负压系统遭到破坏时要及时更换 VSD 敷料。打开 VSD 敷料,观察压疮面组织生长情况,如果肉芽组织新鲜,生长良好,毛细血管丰富,组织无明显水肿,无明显渗出物时,可以考虑撤出负压引流装置,然后进行下一步手术处理,比如皮瓣转移手术等。

(3)鸡蛋内膜联合氧气疗法　针对Ⅱ期压疮,无菌注射器抽出疱内液体,鸡蛋内膜(范围超过疮面 1.2 cm)涂于创面;氧气流距离创面6 cm,氧流量 5 ~8 L/min,持续吹 5 ~10 min。2 ~3 d 换药 1 次。对于Ⅲ ~Ⅳ期压疮,解除压迫,清洁疮面,去除疮面内的坏死组织,生理盐水冲洗后,无菌纱布蘸去多余水分,保持疮面干燥。用鸡蛋内膜(范围超过疮面 1.2 cm)涂于创面;氧气流距离创面 6 cm,氧流量 5 ~8 L/min,持续吹 5 ~10 min,用无菌纱布包扎,2 ~3 d 换药 1 次,分泌物多时,可每日换药 1 次。

(4)红外线结合局部氧疗　在常规治疗方法的基础上,患肢上方配以红外线灯照射，照射处的皮肤距离辐射板 20～30 cm，皮肤表面温度保持在 39 ℃左右，照射时间 30～60 min/次。局部氧疗使用的方法是以一次性无菌保鲜袋中充满氧气后，将患肢置于其中，用胶布封住出口，同时以 8～10 L/min 向保鲜袋内充入纯氧，每次持续 90 min，2 次/天对照组只进行常规理疗，结果显示：在常规治疗基础上，采用局部氧疗联合红外线照射疗法能显著促进难愈性创面的愈合，减轻患者疼痛。

（5）其他方法　红光治疗压疮已有多篇文章报道，例如 2016 年王玉花等运用红光结合生肌三黄散治疗Ⅲ～Ⅳ期压疮，具体方法为每日行 1 次红光治疗仪照射治疗，每次 20 min，持续 30 d，取得了良好的效果。红光治疗仪的光源可产生高能窄谱光，发射的波长光纯度高且热量低，红光波长为 640 nm，波长带宽 10 nm，光功率≥10 000 nW，单位面积治疗时光功率≥70 nW/cm^2，且无明显热量，具有改善血液微循环、消炎、止痛、消肿，促进肉芽组织细胞再生及渗液的吸收，促进上皮细胞、成纤维细胞的再生与损伤毛细血管的修复，加速切口愈合，减轻愈合过程中疼痛等作用。红光照射人体后，被人体细胞线粒体强烈吸收，通过光化学作用，促进物质代谢，使细胞活性加强，促进患者创面的上皮组织大量增生，改善其局部的血液循环，加快肉芽组织的生成，在确保皮肤完整性基础上，促进组织的愈合，缩短治疗的时间，减轻患者的痛苦。局部氧疗结合红光治疗，能同时发挥红光和氧疗的作用。

3.2.2　糖尿病足

糖尿病足是糖尿病血管、神经病变引起下肢异常的总称。因合并感染引起肢端坏疽称为糖尿病足肢端坏疽，是糖尿病足发展的一个严重阶段。糖尿病足主要发生在老年糖尿病患者，由长期的高糖环境导致局部组织缺血、缺氧等造成，大约 55% 的糖尿病足患者属于混合型糖尿病足，有 10% 是缺血型糖尿病足，有 35% 左右的糖尿病足是神经型糖尿病足。1999 年 WHO 将糖尿病足定义为与下肢远端神经异常和不同程度的周围血管病变踝关节或踝关节以下的感染、溃疡和(或)更深层组织的破坏。其主要临床表现为足部溃疡与坏疽,是临床上糖尿病患者致残的主要原因之一。总而言之,糖尿病足是糖尿病主要的慢性并发症之一,也是较为常见、较为严重的并发症之一。

3.2.2.1 病因

糖尿病足在临床上属于糖尿病患者较为常见的一种并发症,其主要发生原因是周围血管发生神经性病变,从而进一步导致患者发生器质性病变,甚至致残或是死亡。通常来说,反复感染、血管性病变以及神经性病变是临床上导致糖尿病患者发生糖尿病足的几大主要原因,该疾病的临床表现主要是创面迁延不愈,机体抵抗感染的能力降低,足趾部坏疽、溃疡、疼痛以及功能障碍和永久功能衰退等,除此之外,患者足部会呈现出紫色,或者黑色。糖尿病足在临床上属于典型的慢性创面,难以治愈,反复发作,越来越严重等。影响创面愈合的主要因素:机体局部生长因子减少、血管形成过程受到阻碍、胶原堆积、巨噬细胞功能障碍等。当然机体高血糖环境和病变组织的缺血、缺氧情况也扮演着重要的角色。

3.2.2.2 临床表现及分级

根据病因大概将糖尿病足溃疡和坏疽分为神经性、缺血性和混合性3类,常用的分级方法为Wagner 0 ~5级分级法。

0级:皮肤不表现出开放性病灶,通常表现为肢端供血不足,皮温低,颜色紫或黑,有麻木、刺痛、灼痛等感觉,局部皮肤感觉迟钝或丧失。

1级:肢端皮肤开始出现开放性病灶,一般表现为血疱、水疱、皮肤浅表溃疡等,但是病变表浅,尚未累及深层组织。

2级:组织病灶已侵犯至深层的肌肉组织,除此之外还常常伴有多发性脓肿病灶,有窦道形成,存在较多的脓性分泌物,但是肌腱和韧带组织尚未被侵犯破坏。

3级:肌腱、韧带组织遭到破坏,脓性分泌物较多及有较多的坏死组织,但病变未侵犯骨质或者骨质破坏不明显。

4 级:病变侵犯骨质,部分趾、足坏疽。

5 级:足趾的大部分或全部坏疽,病变常常累及踝关节和小腿。

3.2.2.3 局部氧疗方法

(1)清创　在进行局部氧疗之前,先对糖尿病足进行清创处理。清创在糖尿病足的治疗中起到了至关重要的作用,它一般存在于糖尿病足坏疽治疗的整个过程,清创不足、清创太过彻底、清创过于频繁等都不利于开启和维持创面的正常组织修复过程。对于清创,简单来说就是需要把握一个度的问题,我们主张在清理糖尿病足创面的过程中采取分期清创的方法,简而言之就是及时清除已经明显坏死的组织,对于难以确定组织是否完全坏死的,先观察数日,若组织进一步坏死,就彻底清除。对于 1 ~ 2 级糖尿病足,应该使用生理盐水冲洗创面,局部外涂抗生素软膏,避免使用强烈的消毒药与具有腐蚀性的药膏。对于创面的水疱的处理原则主要是保持局部组织干燥清洁,具体实施方法:用醋酸氯己定溶液进行消毒、清洗创面后,大水疱可以使用 10 ml 注射器抽吸疱液,小水疱用 1 ml 注射器刺破,清洗消毒后,用凡士林纱布包扎好。待组织自我修复。水疱干枯后会形成痂皮,切勿剥落而应任其自行脱落。局部组织应该采取一定的方法进行保暖,比如空调升温或者外面加用衣物,尽量少用强烈性制暖物品如炭炉等,防止烫伤。

(2)用于糖尿病足的局部氧疗方法

1)酶激活充氧水凝胶敷料。

2)过碳酸钠(SPO)和过氧化钙(CPO)敷料。

3)近红外线(near infrared-LED,NIR-LED)结合局部氧疗:在常规方法治疗的基础上,患者创面上方配以红外线灯照射,局部照射处的皮肤创缘距离辐射板 20 ~ 30 cm,皮肤表面的温度不宜过高,应该保持在 39 ℃ 左右,否则会造成二次损伤,照射时间为 30 ~ 60 min/次。局部氧疗使用的方法是在一次性无菌保鲜袋中充满氧气后,将患肢置于其中,用胶布封住保鲜袋的出口,同时以 8 ~ 10 L/min 向保鲜袋内充入纯氧,每次持续 90 min,2 次/d。

3.2.3 下肢静脉性溃疡

下肢静脉性溃疡是下肢慢性静脉功能不全最严重和最难治的并发症,其主要特征是下肢静脉系统持续高压,其主要临床表现是下肢疼痛、皮肤破损并常伴随下肢静脉曲张和皮肤色素沉着等多种症状,一般好发于小腿中下段前内侧、外踝以及足背侧,常为单发,也可为多发,症状迁延不愈、反复发作。此病不仅严重影响患者的健康和生活品质,还可能会让患者丧失基本劳动能力,给社会和国家带来负担。下肢静脉性溃疡的主要高危因素:年龄 55 岁以上、腿部有血流问题、有血流问题家族史、有血块史、存在骨骼或关节疾病(如关节炎)、肥胖、坐或站立很长时间、有过多次妊娠史等。

3.2.3.1 临床表现和发病机制

(1)临床表现　下肢静脉性溃疡通常表现为周围静脉曲张、皮肤异常色素沉着、溃疡等病变。静脉性溃疡多发生在小腿下 1/3,以内踝、外踝或胫骨前区最常见。溃疡形状不规则,大小不等,直径常在 3 cm 以内,亦可较大,甚至围绕全小腿。数目常为 1 个,亦可为数个。溃疡基底部有暗红色不健康的肉芽组织及程度不等的渗液;周围皮肤萎缩硬化,有皮炎和色素沉着,常伴水肿和炎症,附近可见曲张的静脉。血栓后引起的溃疡常见伪上皮样增殖,基底水肿伴有浆液性渗出或腐肉。有时溃疡周围因毛细血管增生、淋巴阻滞、真皮乳头延长而产生息肉样肥厚性损害。溃疡伴疼痛,遇冷时减轻、小腿抬高时减轻,而放下后加剧。静脉性溃疡病程长,愈合后在原处或别处又可出现溃疡。小腿静脉性溃疡常可发生静脉周围炎、血栓性静脉炎或复发性蜂窝织炎。由于疼痛、活动受限、小腿下垂及治疗不当,最终导致关节纤维化强直,下肢固定于一定位置及踝内翻等。

(2)病因和发病机制　下肢静脉性溃疡的病因和发病机制主要分为几大部分:血流动力学因素、病理学致病因素,其他如年龄因素,肥胖、糖尿病、风湿等系列基础疾病;营养不良、缺乏必要的维生素和微量元素等功能状态;还有研究证实下肢慢性溃疡的发病有季节性波动，气候因素可能在下肢溃疡发病中起重要作用，其中秋冬季发病率明显升高。

血流动力学因素主要包括：①下肢静脉反流与回流受阻，下肢血流异常所导致的静脉高压。这一因素被认为是静脉性溃疡产生的最主要的原因。原发性下肢深、浅静脉瓣膜功能不全，先天性下肢深静脉无瓣膜症等，均可引起下肢静脉瓣膜关闭不全从而导致下肢静脉异常反流，让本应该反流回心脏的静脉血液淤滞于下肢，从而导致静脉压升高，进一步引起组织淤滞性缺氧，最后形成溃疡。②交通静脉功能不全。正常的交通静脉由于它们的瓣膜呈单向开放，这样能够可保证静脉血由下肢浅静脉往深静脉单向流动；当交通静脉功能不全时，小腿的肌肉收缩能够让深静脉中部分血液经交通静脉倒流入踝静脉网，致使局部发生淤血和静脉高压，这样便不可避免地加重了静脉穿支瓣膜功能的损伤，从而引起浅静脉曲张、组织缺氧等一系列病理变化。③肌、关节泵功能损伤。肌、关节泵作为静脉血回流到心脏的主要动力来源，其重要性不言而喻。关节泵包括足关节至髂关节的活动，其中的踝关节尤为重要；肌泵包括膝关节上下的各组肌群，其中以小腿腓肠肌泵尤为重要。腓肠肌泵由小腿腓肠肌和小腿静脉窦组成，静脉窦多位于腓肠肌内，容量大约能达到 1 400 ml。静脉性溃疡的发生率与静脉血反流的程度和腓肠肌射血分数之间存在着密切的关系，下肢静脉功能不全并发腓肠肌泵功能减退时下肢静脉性溃疡的发生率明显增高，溃疡的程度与腓肠肌功能减退有直接关系。当外伤等所致的踝关节活动障碍、长期卧床、因职业或生活习惯久站久坐等影响肌、关节泵功能的因素产生时，会导致回心血量降低，下肢静脉压升高，从而产生静脉曲张及静脉性溃疡等一系列症状。④动静脉瘘即动脉与静脉之间的异常通道，分为先天性和后天性，常表现为周围静脉曲张、皮肤异常色素沉着、溃疡等。动静脉瘘的存在使得部分动脉血并未通过毛细血管，而是直接经瘘口流入静脉，从而造成静脉血流增加，形成大量的侧支循环和静脉压持续增高，持续的静脉高压会导致毛细血管的形状和通透性改变，会造成组织营养障碍，从而引起溃疡；当然动脉血未能有效与组织进行物质交换也同时可造成组织的缺血坏死。⑤淋巴回流异常。虽然静脉高压被认为是静脉性溃疡的主要原因，但其他血管系统的异常也会在静脉性溃疡中扮演着重要角色。淋巴管在维持细胞内环境的稳定和组织间体液的平衡等方面，起到了较为重要的作用。已经有研究证明溃疡患者的淋巴管结构损伤、功能异常要高于非溃疡患者，因而推测，淋巴管功能的损伤导致局部组织异常，可能是促进下肢静脉性溃疡产生的原因之一。其他影响因素，如年龄、肥胖、糖尿病、风湿系列疾病等，都可以使下肢静脉性溃疡进一步加重或是难以痊愈；营养不良、缺乏必要的维生素和微量元素等，同样会造成溃疡的难以愈合。

3.2.3.2 局部氧疗方法

(1)NIR-LED 结合局部氧疗　此种方法可以应用于慢性创面，下肢静脉性溃疡采用此种方法治疗疗效肯定。常规使用生理盐水清洗创面后，清除坏死组织，局部感染严重时可采用碘伏或过氧化氢等皮肤消毒剂，定时更换敷料，在常规方法治疗的基础上，患者创面上方配以红外线灯照射，局部照射处的皮肤创缘距离辐射板20～30 cm，皮肤表面的温度不宜过高，应该保持在39 ℃左右，照射时间为30～60 min/次。局部氧疗使用的方法是在一次性无菌保鲜袋中充满氧气后，将患肢置于其中，用胶布封住保鲜袋的出口，同时以8～10 L/min向保鲜袋内充入纯氧，每次持续90 min，2次/d；对照组只进行常规理疗，具体的治疗参考附录《欧洲创伤管理协会氧疗指南》注意事项中氧气在不同厚度纱布中的扩散浓度所对应的参数。

(2)负压封闭引流(VSD)结合氧气治疗　具体治疗方法和参数参照以上的方法，VSD引流管端及多侧孔均放置于VSD的泡沫之中。将VSD材料置入创面，用生物透性膜对整个创面进行封闭，封闭范围应该超过压疮创面边缘3 cm，连接负压，将负压设置为-16.67 kPa(-125 mmHg)。也可以根据创面大小和渗出物多少来调节负压大小。VSD连接好后，用导管连接氧源，采用中心供氧系统，供氧接口连接湿化瓶，内置蒸馏水1/3～2/3，负压连接口和引流管接口通过放置三通管相连，每次氧疗时清除引流液，撤除负压装置,引流管连供氧接口。氧疗时间为 2 ~ 3 次/d,每次 15 ~ 30 min,氧流量设置为 4 ~ 6 L/min,氧疗完毕继续将负压引流管接回负压装置,进行负压引流。VSD 的更换要结合创面情况,渗出多或者负压系统遭到破坏时要及时更换 VSD 敷料。打开 VSD 敷料,观察压疮面组织生长情况,如果肉芽组织新鲜,生长良好,毛细血管丰富,组织无明显水肿,无明显渗出物时,可以考虑撤除负压引流装置,然后进行下一步手术处理,如皮瓣转移手术等。

3.2.4 烧伤创面

烧伤是指在日常生活和工作中发生的意外损伤,当烧伤发生时,皮肤表面的温度会迅速传至皮下,因皮下温度散失慢,且具有热量"累加效应",所以会使烧伤加深,造成组织受到损害。

局部氧疗方法:患者入院后,先给予创面清创处理,去除创面周围的油污或者其他异物,用氯己定进行创面清理,刺破大的水疱,再用生理盐水清洗创面,清创后采用暴露疗法,用磺胺嘧啶银软膏外涂创面。根据患者烧伤的总面积进行补液量计算,应用适当的抗生素,并予以营养支持。烧伤不同于一般的创面,除了常规的创面清理的方法,还应该进行特殊的处理,如创面的冷疗。需要说明的是,冷疗一般适用于深度较浅的、面积较小的、未起疱或破溃的烧烫伤创面,且无严重休克和合并伤者,对于中小面积二度烧伤,尤其对于四肢烧伤来说有益的和行之有效的。但对于大面积烧伤并不适用,对于三度创面和烧伤面积超过 30% 的大面积烧伤患者使用冷疗不但不能逆转烧伤深度,还可能会因为冷疗使局部组织的血管收缩从而导致周围组织阻力增加,引起组织缺氧而加剧机体应激的反应,干扰机体内环境稳态和平衡,从而导致低体温和诱发或加重休克,对于这些情况尤其是小儿大面积烧伤,更应慎用冷疗。曾有学者用远红外线对烧伤创面进行治疗,在常规治疗的基础上,加用远红外线治疗,距创面约 60 cm 处,以创面为中心垂直照射。2 次/d,每次 30 min,持续照射直至创面愈合。而 TherOx 公司所发明的全氟化碳氧乳液以及 OxyBand 敷料等都已经证实对烧伤创面有明显的疗效。

3.3 局部氧疗的临床病例

3.3.1 新型含氧水凝胶敷料治疗慢性创面

酶激活充氧水凝胶敷料是用天然酶水凝胶敷料结合抑菌物质如碘提供一个细菌难以生存的环境，敷料内进行着氧合作用，它的功能模仿了人体的天然防御系统。将敷料从其密封包装中取出后放在创面上，给予稳定的过氧化氢流量，过氧化氢到达创面表面时，在机体内部产生的触发酶作用下，立即转化为溶解氧。该敷料在以下几例治疗过程中取得了良好的效果。

【典型病例 3.1】

患者男性，50 岁。左腿胫骨部位静脉性溃疡，创面大小为 1.8 cm×0.7 cm，深度为 0.05 cm，病程为 2 年。对创面进行治疗 21 d 后，创面愈合明显，治疗前后见图 3.11。

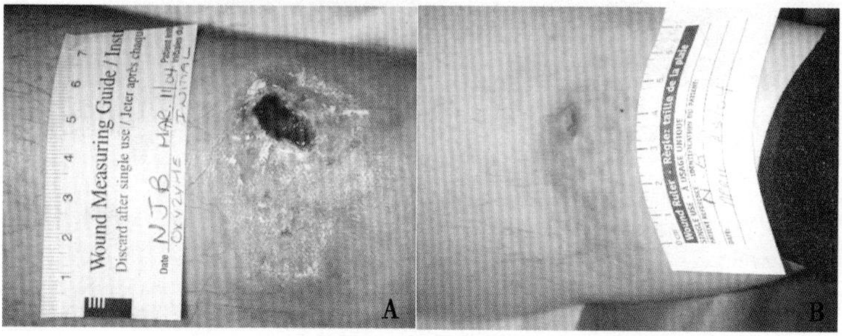

图 3.11　左腿胫骨部位静脉性溃疡局部氧疗

A. 治疗前　B. 治疗后

【典型病例 3.2】

患者女性，46 岁。左腿外踝上静脉性溃疡，大小为 1.5 cm×0.5 cm，深度为 0.2 cm，病程为 3 个月。治疗前后见图 3.12。

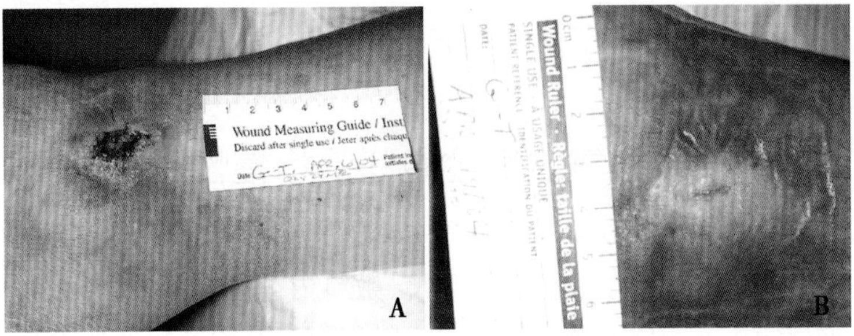

图 3.12　左腿外踝上静脉性溃疡局部氧疗

A. 治疗前　B. 治疗后

【典型病例 3.3】

患者男性,80 岁。慢性继发性创面,大小为 1.5 cm×1.0 cm,深度为 1 mm,病程 1 个月。治疗前后见图 3.13。

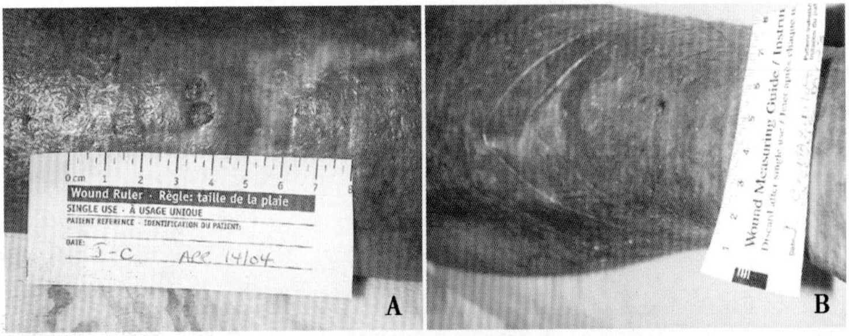

图 3.13　慢性继发性创面局部氧疗

A. 治疗前　B. 治疗后

【典型病例 3.4】

患者女性,43 岁。左侧腿部正下方慢性创面,大小为 2.0 cm×1.0 cm,深度为 0.05 cm,病程为 12 个月。治疗前后见图 3.14。

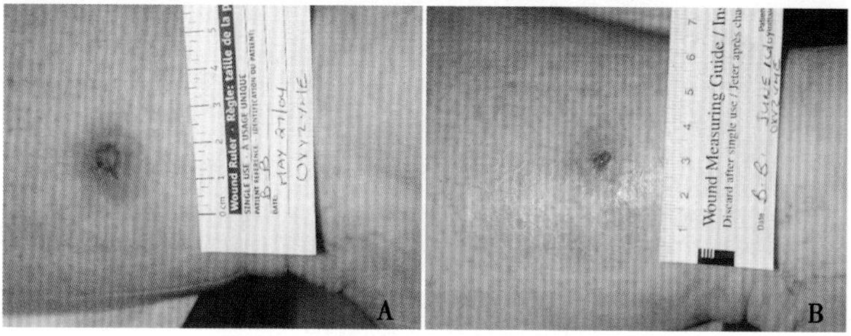

图 3.14 左侧腿部慢性创面局部氧疗

A. 治疗前 B. 治疗后

3.3.2 Granulox 喷雾

Granulox 喷雾是产于德国的一款可以用来治疗慢性创面的产品,含有血红蛋白成分和活性氧成分,能够为慢性和急性创面提供一种简单而高效的氧气供应方式,从而加速创面愈合。慢性创面在全球范围内是一个巨大且日益增长的疾病负担,其中包括一系列创面:糖尿病足溃疡、静脉性腿溃疡、压疮溃疡或愈合不良的手术创面。慢性创面的患者需要专业和最佳的护理。Granulox 喷雾操作比较简单,患者可以自行控制。Granulox 喷雾可以结合其他敷料共同使用。

【典型病例 3.5】

患者男性,32 岁。局部因注射海洛因出现创面。患者治疗之前(图 3.15A),创面旁边皮肤炎症浸润情况明显,广泛的红斑,皮肤边缘不整,渗出物较多,疼痛明显,达 8 级,存在恶臭。患者每周进行两次护理,每周进行一次临床检查。患者使用 Granulox 喷雾 2 次/天、4 d 后(图 3.15B),肉眼检查可发现皮肤周围浸润减少,但是仍然存在坏死组织,渗出物较先前已有减少,疼痛减轻,疼痛达 4 级,臭味减轻。之后开始让患者自己用 Granulox 喷雾进行创面护理。患者自己进行创面护理的创面情况见图 3.15C,此病例由于患者依从性不好没有得到持续的追踪。但是根据其他患者使用回馈信息,根据说明书使用 Granulox 喷雾,操作简单,并且效果明显。

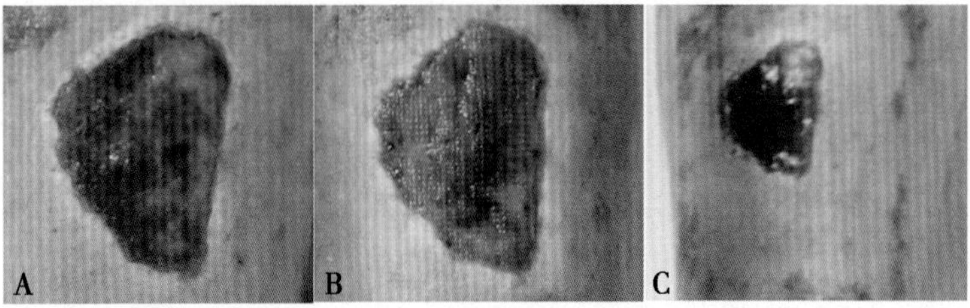

图 3.15 局部因注射海洛因损伤创面 Granulox 喷雾治疗前后对比

A. 治疗前　B、C. 治疗后

3.4 局部氧疗的注意事项

局部氧疗相对于高压氧而言，适应证更加广泛，禁忌证相对较少。但是随着产品种类多样化，有一些产品并不适合所有的创面，应该严格按照产品的属性，理性对待。比如 NATROX™ 系统禁止下列用途：①血栓性静脉炎引起的溃疡；②雷诺病引起的溃疡；③创面完全被焦痂覆盖；④创面有瘘管或深部窦道，末端无法探查；⑤创面覆盖着石油基敷料；⑥灌注不足以支持愈合，创面面积大于 10 cm×10 cm；⑦感染引起的溃疡，如肺结核、梅毒、深部真菌感染；⑧叮咬感染或三度烧伤。Oxyzyme 较少有接触过敏和局部水肿。创面周围可能发生轻微的红肿或肿胀，而不一定是过敏反应。如果发生感染，出现任何其他症状或体征（疼痛增加或创面颜色或外观出现明显意外改变），应停止换药并寻求临床治疗。

局部氧疗的治疗参数并不是一成不变的，而应该根据临床创面的愈合的实际情况、科室基础设施情况、病患的耐受程度等来调整，从而进行个体化治疗。对于许多局部氧疗敷料的研究都偏向于国外，并且年代久远，近几年关于这方面的报道少之又少，临床应用潜力和价值较高，但是需要国内投入研究，用更多的方法和临床实例让局部氧疗的相关敷料、乳膏等投入使用，从而促进临床急慢性创面的愈合，减轻医疗负担，促进医疗事业蓬勃发展。

（卢金强　吴引弟　张志丹）

4 其他氧疗方法在创面修复中的应用

难愈性创面指在各种内在或外界因素作用下创面不能通过正常的创面愈合进程(出血、炎症、肉芽组织形成、组织塑形)达到愈合,进入一种病理性炎症反应状态,从而导致创面经久难愈,是临床治疗的难点。传统治疗难愈性创面的氧疗方式有高压氧和局部氧疗两种方式。在传统氧疗方法并不能很好地达到理想治疗效果的时候,可以考虑在传统氧疗方法的基础上进行改良,以取得更好的治疗效果。其他氧疗方法在创面治疗中的应用,目前主要是以局部氧疗为基础,联合应用其他促进创面愈合的方式,优化创面愈合的效果以及速度,分别有碱性成纤维细胞生长因子(basic fibroblast growth factor,bFGF)联合局部氧疗、负压封闭引流技术联合局部氧疗、局部氧疗联合红外线照射疗法、康复新湿敷联合局部氧疗、蚯蚓白糖渍出液结合局部氧疗等方法。

2003 年美国 Sen 医生首次报道延缓创面愈合的主要原因是血管断裂面的低氧血症,而局部氧疗可以增加创面氧含量,纠正创面中心处细胞的低氧压,使氧弥散能力增高,克服组织水肿导致的毛细血管与周围细胞间距增加的不利因素,逆转细胞水肿,防止氧组织向变性、坏死方向发展,恢复组织有氧代谢的功能,促进组织愈合。另外,在氧聚集的环境中,在创面周围可以形成氧分压,对厌氧菌产生特异性抑制作用,使其代谢受到阻碍,从而抑制其生长。同时,可以增强中性粒细胞和巨噬细胞吞噬、杀菌的活性,从而增强机体抗感染和清除病灶的能力。

4.1 碱性成纤维细胞生长因子联合局部氧疗

4.1.1 碱性成纤维细胞生长因子

碱性成纤维细胞生长因子(bFGF)是哺乳动物和人体内存在的一种微量物质,在多种组织细胞中分布有bFGF受体,其生理作用广泛,是一种多功能细胞生长因子。bFGF作用广泛,对与创伤有关的几乎所有细胞,如成纤维细胞、血管内皮细胞、平滑肌细胞、上皮细胞、软骨细胞及神经元等均有促进增殖和分裂作用。作用机制在于这些细胞膜上广泛分布着bFGF受体,bFGF对bFGF受体有高度的特异性和亲和性。当bFGF与受体特异性结合时,通过细胞膜结构中的信息传递系统,激活细胞内蛋白激酶,进而引起细胞内各种生理和生化反应,最终实现对细胞生长的调控。bFGF对创伤修复过程中的3个阶段,即局部炎症反应阶段、细胞增殖分化及肉芽组织形成阶段、组织重建阶段均有显著的促进作用。

4.1.2 bFGF对创面的促修复作用

创面愈合是机体通过自身再生,恢复皮肤连续性和完整性,维持内环境稳定所进行的一系列修复活动。研究表明,局部应用bFGF具有促进创面愈合作用。同时,在研究中发现,烧伤创面处于局部缺氧状态,如及时矫正该状态,将有助于各种生长因子发挥作用,促进创面愈合。创伤后局部受创组织中内源性bFGF的含量显著下降,而创面修复过程中组织细胞(包括成纤维细胞、血管内皮细胞等)的大量增殖与分化,都需要包括bFGF等在内的多种生长因子刺激。此时应用外源性bFGF可促进内源性bFGF表达,从而刺激组织分泌bFGF,对纠正内源性bFGF缺乏状态具有积极作用。bFGF作用十分广泛,能促进内皮细胞及新生毛细血管形成,是成纤维细胞的趋向剂和有力的生长刺激剂。动物实验表明,局部应用bFGF不但能加速肉芽生长,同时能诱导表皮基底细胞移行,加速创面上皮化。研究结果提示,使用 bFGF 可以促进烧伤创面愈合,这与以往研究结果一致。

4.1.3 矫正创面缺氧有助于 bFGF 发挥作用

研究发现,烧伤创面愈合延迟是由于缺氧诱导因子 1(hypoxia inducible factor-1,HIF-1)表达障碍,导致生长因子分泌不足。在多种创面中 HIF-1 减少是其愈合延迟的重要原因。bFGF 是一类多功能的多肽生长因子,可以促进血管生成,并调节其他生长因子的分泌,而且有可能激活 PI3K/Akt/mTOR 信号通路而促进创面愈合。虽然在创面正常愈合时,局部缺氧对于血管发生和创面愈合是必需的,但是持续的创面缺氧有可能导致细胞凋亡、坏死,不利于创面愈合。矫正创面的缺氧状态有助于各种生长因子发挥作用,促进创面愈合,因此两者联合应用会取得更好效果。

4.1.4 临床病例

聂开瑜、李鹏程等对共计 85 个病例进行分析,117 个创面符合选择标准,根据治疗方法不同分为 4 组:常规治疗组(A 组)18 例 28 个创面,联合局部氧疗组(B 组)23 例 30 个创面,联合 bFGF 组(C 组)19 例 25 个创面,联合 bFGF/局部氧疗组(D 组)25 例 34 个创面。

4.1.4.1 治疗方法

A 组:入院后新鲜创面以生理盐水清洗;污染创面彻底清除污染物,及时清除创面中分泌物,并根据分泌物病原菌培养及药敏试验结果选择抗生素。彻底清创后,给予庆大霉素生理盐水纱布包扎,剂量不超过 200 mg/d,每天换药 1 次。同时注意局部保温,改善局部血液循环,对症治疗控制创面区域疼痛,禁止吸烟及饮酒。

B 组:在 A 组常规治疗基础上,局部创面每天给氧治疗 1 次。采用无菌一次性保鲜袋充满氧气,患肢置于其中,扎住出口,置入氧气管,以 4 L/min 流量向保鲜袋内充气,持续 90 min,3 周为 1 个疗程。

C 组:在 A 组常规治疗基础上,每天采用 bFGF 喷雾剂(36 000 U/瓶,珠海东大生物制药有限公司)治疗 1 次,将 bFGF 直接喷洒于创面,剂量为 150 U/cm^2,待作用 5 min 后用无菌纱布覆盖创面,3 周 1 个疗程。

D 组:在 A 组常规治疗基础上,每次换药间歇再次清洗创面,同 C 组方法行 bFGF 治疗后,同 B 组方法行创面局部给氧治疗 1 次,氧疗结束后以 150 U/cm^2 bFGF 纱布和敷料包扎,3 周 1 个疗程。

4.1.4.2 结果

创面愈合时间:D 组创面愈合较其余组加快。A、B、C、D 组创面愈合率分别为 67.8% ±12.1%、85.1% ±7.5%、89.2% ±8.3%、96.1% ±5.6%。创面治疗有效率:A 组,显效 16 个,有效 5 个,无效 7 个,有效率为 75%;B 组,显效 25 个,有效 2 个,无效 3 个,有效率为 90%;C 组,显效 21 个,有效 2 个,无效 2 个,有效率为 92%;D 组,显效 33 个,有效 1 个,有效率为 100%。瘢痕评分:各组创面最终均愈合,并遗留不同程度瘢痕。

研究结果表明,bFGF 联合局部氧疗可促进烧伤创面愈合,缩短创面愈合时间,促进肉芽组织生长,且使用安全,无刺激性和过敏性。该法简便,易于掌握。

4.2 负压封闭引流技术联合局部氧疗

4.2.1 负压封闭引流技术促进创面愈合机制

负压封闭引流(VSD)技术作为修复和覆盖软组织创面的一种新治疗技术,其原理是以材料作为引流管与引流面的中介,使引流由点到面,变开放创面为相对闭合创面,防止创面污染和继发性感染。众多研究表明,该技术促进创面愈合的机制主要有以下几点:①在负压的作用下,能改善创面的血液微循环,增加创面血流量,减轻水肿;②刺激创面肉芽组织生长;③创面封闭抑制细菌繁殖,并且提供一个湿润和保护性的创面床,促进创面组织各种修复因子的表达等。然而,该技术在使用过程中,创面封闭为负压,使创面内部形成低氧或相对低氧的环境,这不利于创面的愈合,同时也增加了厌氧菌感染的机会。

4.2.2 联合效果

负压封闭引流技术与局部氧疗相结合加速创面愈合的设想从实验中得到初步验证,为这种治疗方法的临床应用提供了实验基础和依据。同时,在实验过程中,我们也体会到该治疗方法简便,易于掌握,不良反应少,效果确切。但对于治疗过程中给氧的时间、氧流量的大小与创面愈合的相关性还值得进一步研究。负压状态不仅可以促进渗出物快速排出,亦可抑制微生物的污染在负压封闭引流治疗的基础上,使用输氧管向创面内持续输送氧气,可促进肉芽组织生长,同时抑制导致创面感染的厌氧菌繁殖。近年来,大量的研究结果表明:联合疗法的疗效明显优于单一疗法,可提高压疮创面的愈合率。

4.2.3 临床病例

刘伯语、申科等选取 2013 年 1 月至 2015 年 12 月在新乡医学院第三附属医院住院的糖尿病足患者 42 例为研究对象,分为对照组和观察组,每组 21 例。按 Wagner 分级标准对 2 组糖尿病足患者分级,其中观察组 1 级 16 例,2 级 5 例;对照组 1 级 14 例,2 级 7 例。纳入标准:①符合 1999 年 WHO 的 2 型糖尿病的诊断标准。②符合 1999 年 WHO 糖尿病足的定义,即糖尿病患者由于合并神经病变和各种不同程度末梢血管病变而导致下肢感染、溃疡和(或)深部组织的破坏。③无心功能不全,无严重肝、肾功能不全。④无各系统肿瘤,无其他内分泌系统疾病。排除标准:其他原因(如电流、化学物质、放射性等外界致伤因素)引起的皮肤溃疡,溃疡处有恶性病变,凝血功能异常或有血液疾病史者,严重的休克未纠正或者其他严重的致命损伤者。

4.2.3.1 治疗方法

对照组予以基础控制血糖治疗及 VSD 治疗,观察组患者在 VSD 治疗基础上将氧通过氧气调控器控制并传送到创面内,体积分数 100% 的氧 10 L/min 从负压源的对面输入,这样使氧气均匀地分布在与患者创面完全接触的护创材料内,每次 50 min,每日 2 次,1 周为 1 个疗程。

4.2.3.2 结果

两组患者创面大体情况:治疗前两组患者创面均有坏死组织,未见肉芽组织,创面表面可见较多脓性分泌物,创面周围炎症反应明显;治疗 7 d 时,观察组患者创面坏死组织显著减少,可见丰富的新鲜肉芽组织,分泌物量明显减少,未见脓性分泌物;对照组患者创面局部可见少量新鲜肉芽组织,但是创面床仍存在较多坏死分泌物及少量脓性分泌物,伴有异味。治疗 7 d 后,两组患者溃疡面积、脓性分泌物状况均较治疗前显著改善($P<0.05$);观察组患者治疗后溃疡面积、脓性分泌物改善状况显著优于对照组。

VSD 和 TOT 为促进慢性创面愈合提供了一种新的治疗思路,观察组患者治疗有效率显著高于对照组,提示 VSD 和 TOT 联合应用,提高了糖尿病足患者创面的愈合率,降低了患者截肢的风险,提高了患者的生活质量。VSD 和 TOT 均属于物理疗法,具有疗效显著、操作简便和不良反应少等优点,可在家庭、社区、医院等广泛应用。两种疗法联合应用既弥补了对方的不足,又扩大了自身的优点。

4.3 局部氧疗联合红外线照射疗法

4.3.1 红外线对创面愈合的研究

红外线对创面愈合的作用机制:改善创面局部血液循环;保持创面局部温度,增强创面组织再生;消肿止痛。红外线对创面愈合的临床研究结果显示，在临床应用中红外线对促进创面愈合起着很大的作用。有试验证明：应用远红外线理疗仪治疗延期愈合创面中发现，远红外线理疗仪对延期愈合伤有明显促进愈合的作用。用红外线治疗急诊清创缝合创面，证实红外线可增强局部血液循环，促进创面愈合。对于创伤、术后感染的创面，红外线照射治疗也有肯定的疗效。应用红外线短波紫外线照射治疗感染创面，发现能明显促进创面愈合。晨爱民观察表明红外线光疗能促进慢性感染创面愈合。红外线照射后外敷速高捷软膏的治疗方法能加快创面愈合。

4.3.2 局部氧疗联合红外线照射疗法促进创面愈合机制

通过局部给氧治疗，为诸如血小板衍生生长因子、血管内皮生长因子等外源性因子提供活性氧维持细胞活性，提高创面局部的氧浓度，使组织内氧张力增加，提高巨噬细胞的吞噬能力和血小板衍生生长因子的活性，增强肌体的免疫力，起到改善创面营养、增强免疫力和预防厌氧菌感染、抗菌消炎的效果。同时，红外线照射治疗改善创面的血液循环，加速创面的新陈代谢，促进巨噬细胞的游出等，对创面部位用红外线进行照射则能增强网状内皮系统的吞噬能力，提高生物免疫性，加速炎症产物及代谢产物的吸收和消散，同样也具有增强免疫力和抗菌消炎的作用，调动内源性生长因子促进创面的愈合。

4.3.3 临床病例

雷爱琼等研究团队对慢性皮肤创面持续 1 个月以上，久治不愈，创面情况无好转或持续恶化，皮肤创面最小直径>3 cm 的患者进行研究。将 2010 年 1 月至 2012 年 12 月三家综合医院的难愈性创面患者分为 4 组。A 组，70 例患者采取常规的治疗方式；B 组，61 例患者采用常规的治疗联合红外线照射；C 组，64 例患者采取常规的治疗联合 TOT 治疗；D 组，68 例患者在常规的治疗的基础上采用 TOT 联合红外线照射综合治疗。排除标准：①曾经使用氧治疗（包括吸入氧及高压氧治疗);②患者或家属不配合。

4.3.3.1 治疗方法

A 组:采用常规护理。①清洗创面,常规使用生理盐水清洗创面,必要时清创坏死组织,直至出现新鲜红润组织,感染严重时可采用复合碘或过氧化氢等皮肤消毒剂;②综合评估创面大小、深度、颜色,以及患者是否伴有糖尿病、肾病等合并症;③创面小组会诊,制订创面治疗方案,根据创面情况选择合适的新型敷料和更换敷料的时间,创造湿性愈合的环境。

B 组:在常规治疗方法的基础上,患肢上方配以红外线灯照射,照射处的皮肤距离辐射板 20 ~ 30 cm,皮肤表面温度保持在 39 ℃左右,照射时间 30 ~ 60 min/次。

C 组:在常规治疗方法的基础上,采用局部氧疗联合红外线照射综合治疗。予以一次性无菌保鲜袋中充满氧气后,将患肢置于其中,用胶布封住出口,同时以 8 ~ 10 L/min 向保鲜袋内充入纯氧,每次持续 90 min,2 次/d。

D 组:在常规治疗方法的基础上,同时采用局部氧疗联合红外线照射综合治疗。

4.3.3.2 结果

B、C、D 组与 A 组的创面愈合时间、创面愈合百分数和创面疼痛评分存在显著差异,具有统计学意义($P<0.05$)。结合治疗组中 B、C、D 组也存在差异,具有统计学意义($P<0.05$)。研究表明,与传统的化疗药物外渗的治疗以及单独使用 TOT 或红外线照射治疗相比,局部氧疗联合红外线照射综合疗法能缩短创面愈合的时间,同时也能减轻患者的疼痛。但该方法仍需完善,如 TOT 治疗的氧浓度和如何保持其密闭性,氧疗、红外线照射的最佳时间等问题,有待进一步的探讨。

4.4 多元醇类化合物制成生物制剂湿敷联合局部氧疗在慢性创面治疗中的应用

4.4.1 多元醇类化合物促进创面愈合机制

研究显示,多元醇类化合物(W11-al2)可通过刺激免疫活性细胞(巨噬细胞、多形核白细胞)促进组织愈合,使其分泌 IL-1、干扰素、前列腺素和白三烯等活性物质调节炎症和组织再生。舒崇湘等发现,W11-al2 能显著提高创面中吞噬细胞的吞噬作用,促进 C3b 受体表达和分泌纤维粘连蛋白、转化生长因子-β(TGF-β)、碱性成纤维细胞生长因子(bFGF),从而加强对细胞的正反馈调节效应、促进创面愈合。

4.4.2 联合效果

有研究显示,多元醇类化合物制成生物制剂湿敷联合局部氧疗创面愈合时间、愈合百分率及总有效率均显著高于普通组,且与单纯用局部氧疗以及单纯康复新组比较创面愈合时间有所缩短,愈合百分率及总有效率有所升高。可能机制为康复新液富含多种修复人体创面有效成分,具有促进肉芽组织增生、促进血管新生、改善创面微循环、加速机体病损组织修复、抗菌、消炎和增强机体免疫功能作用;局部氧疗可矫正创面缺氧状态,有利于康复新液发挥作用。

4.4.3 临床病例

聂开瑜、李鹏程等团队对同期收治的慢性创面患者 78 例,均未使用免疫抑制剂及抗凝剂治疗。其中男 45 例,女 33 例,年龄 15 ~ 60 岁;创面未愈合时间 4 ~8 周,最大 10 cm×6. 8 cm×0. 8 cm,最小 3.5 cm×2.5 cm×0.9 cm。其中下肢创面 75 个,上肢创面 38 个,头部创面 17 个。排除标准:①曾经使用氧治疗(包括吸入氧及高压氧治疗);②伴有骨组织病变以及干性坏疽;③有严重心、肺、肾并发症。将 78 例患者分为:A 组 19 例(34 个创面),B 组 17 例(25 个创面),C 组 17 例(26 个创面),D 组 25 例(45 个创面),4 组患者具有可比性。

4.4.3.1 治疗方法

4 组均行以下常规治疗:①预防和控制感染。创面彻底清创,过氧化氢、生理盐水反复冲洗;根据分泌物病原菌培养及药物敏感试验结果选择抗生素。②改善局部血液循环。局部保温,对症治疗控制创面区域疼痛,减轻患者焦虑及悲观情绪,禁吸烟及饮酒。在此基础上,B 组予局部氧疗 1 次/d,于一次性无菌保鲜袋中充满氧气后将患肢置于其中、扎住出口,同时以 4 L/min 向保鲜袋内充入纯氧气,每次持续 90 min,每周治疗 5 d,4 周为 1 个疗程。C 组使用多元醇类化合物制成生物制剂湿敷。清创后将浸透康复新液的消毒纱布外敷于创面上,每天换药 2 次以保持创面湿润状态。D 组同时予多元醇类化合物制成生物制剂湿敷联合局部氧疗,具体方法同上,疗程均为 4 周。

4.4.3.2 结果

创面治疗总有效率,A 组为 78.9%,B 组为 88.3%,C 组为 94.0%,D 组为 100%。D 组总有效率高于 A 组($P<0.05$)。

创面愈合时间和创面愈合百分率:局部氧疗不能使氧渗入深部组织,但对无完整血供的浅表创面可提高氧分压、促进愈合;且供氧设备可移动,便于床旁使用,不受血供不良或血管床的影响,无多器官氧中毒的风险,但其作用机制尚待研究。本资料显示,D 组创面愈合时间、愈合百分率及总有效率均高于 A 组;且与 B、C 组比较,创面愈合时间有所缩短、愈合百分率及总有效率有所升高。可能机制为多元醇类化合物制成生物制剂富含多种修复人体创面有效成分,具有促进肉芽组织增生、促进血管新生、改善创面微循环、加速机体病损组织修复、抗菌、消炎和增强机体免疫功能作用;局部氧疗可矫正创面缺氧状态,有利于多元醇类化合物制成生物制剂发挥作用。

总之,多元醇类化合物制成生物制剂湿敷联合创面局部氧疗能促进慢性创面愈合,且方法简便、不良反应少。

4.5 蚯蚓白糖渍出液结合局部氧疗

4.5.1 蚯蚓白糖渍出液促进创面愈合机制

研究发现蚯蚓含有生物碱、亚油酸、肽类及锌等组分,具有明显的抗炎抗感染作用,能够促进毛细血管、成纤维细胞及成肌纤维细胞增生,能够加快创面的组织修复过程。研究者指出:蚯蚓蛋白在分子水平上促进大鼠成纤维细胞(NIH3T3)增殖和胶原的合成,从而在宏观上促进大鼠深二度烫伤的愈合。目前蚯蚓提取物在压疮及慢性溃疡等方面的应用,疗效显著。

4.5.2 联合效果

局部氧疗结合蚯蚓白糖渍出液用于创面的治疗具有抗炎抗感染作用,创面分泌物及坏死组织明显减少。能够加快创面的组织修复过程,创面皮岛及上皮增生活跃,创面愈合快。创面愈合后皮肤质地、功能较好,未见瘢痕过度增生。慢性创面中由于组织逐步退化,血管闭塞,使创面细胞的血供减少。在相对缺氧的环境下,细胞很难正常发挥功能,表皮细胞及成纤维细胞不能很好地修复创面,致使创面修复过程减慢。尤爱民等研究发现氧疗能够增加组织供氧,使局部细胞增生繁殖加快,还可使创面毛细血管扩张,血流阻力降低,血流速度加快,组织通透性增强,渗出减少,肿胀减轻,能够明显缩短创面愈合时间,提高创面愈合率。通过病理学观察发现:局部氧疗可使血管内皮细胞、成纤维细胞等显著增加,胶原纤维含量增加且排列均匀,为创面愈合创造很好的条件。蚯蚓白糖渍出液结合局部氧疗用于慢性创面治疗,其优势在于能够加快创面愈合,疗效显著,操作简单,治疗费用低廉,值得推广应用。

蚯蚓白糖渍出液结合局部氧疗治疗慢性创面时需注意:①鲜活

蚯蚓需经清水及无菌生理盐水反复清洗，渍出液用无菌纱布过滤，紫外线照射30 min备用，确保制剂无菌。②用3层以上无菌纱布浸透上述蚯蚓白糖渍出液敷于创面，再敷以凡士林纱布，每天换药1次，使创面组织处于“保湿”状态，利于细胞生长。③局部氧疗时氧流量2～3 L/min，用保鲜膜或者密封罩使创面保持相对密闭状态，维持一定氧浓度。

4.5.3 临床病例

柏士平研究团队自2009年4月至2011年2月间收治慢性创面患者69例，男34例，女35例，平均年龄36.5岁。创面形成时间4～10周，创面面积(3.5 cm×5.5 cm)～(8.0 cm×9.5 cm)。烧烫伤后残余创面35例，手术后感染创面10例，压疮10例，下肢静脉曲张引起的慢性溃疡14例。分为两组：试验组35例，采用蚯蚓白糖渍出液结合局部氧疗；对照组34例，采用生理盐水、碘伏及磺胺嘧啶银软膏等换药。

4.5.3.1 治疗方法

(1)蚯蚓白糖渍出液的制作　蚯蚓，正蚓科，双胸蚓属，赤子爱胜蚓，购自北京蚯蚓养殖基地。每次采集鲜活蚯蚓适量，清水洗净体表污物，置清水中让其自行排泄；经数次处理，待体腔内污物排尽，再用无菌水清洗3～5次；将洁净虫体置于消毒过的容器内，放入等量的精制白糖，将其体内液体渍出；渍出液用无菌纱布过滤，紫外线照射30 min备用。

(2)局部氧疗　创面常规消毒清创，用无菌一次性保鲜膜封闭创面，用流量2～3 L/min纯氧向保鲜膜内充气，持续40 min，7 d为1个疗程，最多不超过4个疗程。

(3)创面处理及观察指标　试验组局部氧疗结束后，用3层以上无菌纱布浸透上述蚯蚓白糖渍出液敷于创面，再敷以凡士林纱布，最后无菌敷料包扎创面，每天换药1次，连续4周。对照组创面用生理盐水、碘伏及磺胺嘧啶银软膏等换药，每天换药1次，连续4周。测量试验组和对照组开始治疗后1周内上皮生长速度

（mm/周），记录两组患者创面愈合的时间，观察创面愈合后外形与功能恢复情况。

4.5.3.2 结果

所有患者创面均愈合。试验组开始治疗后 1 周内上皮生长速度为（11.2±3.7）mm/周，创面愈合时间为（28.5±7.3）d，4 周治愈率为 91.4%，均优于对照组，差异有统计学意义（$P<0.05$）。治疗过程中未发现创面感染、皮疹及其他过敏反应。所有患者均获随访 12～18 个月，创面无复发，未见瘢痕过度增生。

经对比研究发现：①局部氧疗结合蚯蚓白糖渍出液用于创面的治疗具有抗炎抗感染作用，创面分泌物及坏死组织明显减少，35 例创面无一例发生感染。②能够加快创面的组织修复过程，创面皮岛及上皮增生活跃，创面愈合快。③创面愈合后皮肤质地功能较好，未见瘢痕过度增生。

分析原因，考虑与局部氧疗增加组织供氧，使局部细胞增殖加快有关；同时蚯蚓白糖渍出液具有明显的抗炎抗感染作用，能够促进毛细血管、成纤维细胞及肌成纤维细胞增生，加快创面的组织修复过程，与上述文献报道一致。用药后患者无明显疼痛不适，治疗过程中未发现皮疹及其他过敏反应，亦显示出该治疗方法良好的安全性。综上所述，蚯蚓白糖渍出液结合局部氧疗用于慢性创面治疗，能够加快创面愈合，疗效显著，操作简单，治疗费用低廉，值得推广应用。

（廖　选　梁俊贤　蒋　笑）

5 氧疗存在的问题和展望

5.1 高压氧疗

高压氧医学虽然已有三四百年的历史,但是高压氧全面用于临床治疗,从20世纪60年代中期开始,至今仅有50余年的历史。因此高压氧仍属于新兴的学科,对高压氧疗的适应证也有一个认识的过程。高压氧医学比较发达的国家都已制定了高压氧疗适应证的疾病内容,并且随着高压氧医学理论和临床研究的深入发展,不断地更新适应证的内容。

我国的高压氧医疗事业从20世纪六七十年代起步,80年代中后期(改革开放以后)发展较迅速。用高压氧治疗的疾病已涉及急救医学、内科、外科、妇产科、儿科、神经科、五官科、骨科、整形科、皮肤科、肿瘤科、感染科、职业病及老年病等学科,并向康复、保健、潜水、航空、高原医学及运动医学等方面发展。1982年,中国高压氧专业委员会制定了高压氧疗的适应证和禁忌证,使广大医务工作者在使用高压氧治疗时有据可循。适应证共44种疾病,分为三大类。第一类:高压氧作为主要治疗方法,临床效果显著,如急性一氧化碳中毒、气性坏疽等;第二类:高压氧作为综合治疗方法之一,可明显提高疗效,如皮肤移植、冠心病、缺血性脑血管病等;第三类:高压氧有一定疗效,尚需进一步探索,如脑炎、肝炎、胶原病等。高压氧疗的禁忌证,包括绝对禁忌证和相对禁忌证。唯一的绝对禁忌证是未经处理的张力性气胸;相对禁忌证是指在有下述10种合并症时一般不可以进行高压氧治疗,但原发病严重且高压氧治疗有特别效果,则可以考虑予以高压氧治疗。这10种合并症包括:脑室直接外引流,颅底骨折伴脑脊液漏,出生体重<2 kg的早产和低体重儿,上呼吸道的严重感

染,血压过高[>24.00/13.33 kPa(180/100 mmHg)],慢性阻塞性肺疾病伴 CO_2 潴留,妊娠,幽闭恐惧症。

5.1.1 高压氧疗的不良反应

在高压氧疗过程中,因为机舱压力、吸氧时间及各种物理和化学因素未能妥善控制而进舱,导致患者身体遭受某种损伤或功能障碍,称为高压氧的不良反应。据文献报道,中国高压氧疗常见的不良反应如下。

(1)各种气压伤　以中耳气压伤居多,当受治患者鼻咽部有炎症、氧舱加压减压速度过快及氧舱在升压减压过程中患者不合作时,导致鼓室内外压力差大于 1/16 个大气压(6.3 kPa)时,就会导致鼓膜及鼓室黏膜损伤,从而出现耳痛、耳鸣、听力减退。常见的气压伤还有鼻旁窦气压伤、肺气压伤。需要特别注意的是,减压过程中气胸患者未及时发现和处理,可使胸腔内气体过度膨胀,肺和心脏受压,纵隔摆动,可致患者突然死亡。

(2)氧中毒　氧中毒指高压或常压下,吸入高浓度的氧达一定时程后,氧对机体产生的功能性或器质性损害。氧中毒可分为中枢型、肺型、溶血型和眼型。无论发生哪一型氧中毒,整个机体均同时受害。临床上,在高于 0.3 MPa 压力下吸氧,常规治疗时随意延长吸氧时间,常压下长时间吸入浓度高于 50% 的氧是氧中毒的常见原因。氧中毒一旦发生,应立即停止吸氧,一般可以缓解症状。维生素 E、维生素 C、维生素 K、镁离子制剂等可以预防氧中毒。

(3)减压病　减压速度过快,幅度过大,使气体在组织中的溶解度降低,在血液和组织中游离出形成气泡,造成血管气栓,组织受压的一种高危情况。所幸的是,这种情况多发生在潜水作业中,只要严格按规程操作,一般能够预防发生。

其他不良反应还包括脑血栓形成、脑出血、气颅、气胸、眼部损害、肾功能损害等。除中耳气压伤较常见,其余不良反应发生率低,几乎均为个案报道。除了这些不良反应,高压氧的使用过程中存在的问题还包括:高压氧舱设备昂贵、治疗费用高;由于氧气是危险气体,存在一定的安全隐患。我国的高压氧医学发展之路并非一帆风顺,据统计,从1964年至2005年期间,在临床治疗中共发生30余起高压氧舱事故,事故死亡总人数为53人,其中纯单人舱共占总事故的80%以上。这些事故使高压氧临床应用的安全管理提上日程,1995年,由卫生部策划的高压氧从业人员上岗前培训基地在湖南湘雅医科大学成立,自此中国所有高压氧从业人员均需要持证上岗。许多省份、直辖市为了确保高压氧的安全治疗,先后成立了高压氧治疗质量控制中心,并遵从卫生部的要求,规范高压氧舱的生产和使用。

5.1.2 高压氧在临床应用中的争议

在严格排除禁忌证、规范操作以防范不良反应发生的基础上,高压氧可以作为问题性创面的辅助治疗手段,迄今为止,其临床应用已有40余年历史。Rodriguez发现,组织的严重缺氧是导致创面不愈合的关键因素,它破坏了创面愈合过程中的多个方面,如血管形成、成纤维细胞增殖、炎症反应等。Tandara指出,许多临床观察结果与动物实验的结论一致:低氧延迟创面愈合。在不愈合的慢性创面,经皮测得的组织氧分压是0.67~2.67 kPa(5~20 mmHg),对照组氧分压是4.00~6.67 kPa(30~50 mmHg)。因此,理论上讲改善组织的氧化程度对创面愈合应当有重要作用。

HOT既可以增加运送到创面的氧气,提高创面氧分压、改善组织的缺氧状态,同时对创面起到抑菌作用,促进毛细血管和胶原再生,近20年来,高压氧疗法广泛用于问题性创面尤其是糖尿病慢性创面的治疗。然而,在不同的临床研究中,却得出了不同的结论。瑞士学者Kalani一项长达3年的临床研究指出,与仅接受常规治疗的患者相比,同时接受高压氧作为辅助治疗的患者,其创面愈合速度、愈合率提高。另一项对于糖尿病足慢性溃疡创面的研究中,同样得出辅助性高压氧疗有利于改善创面愈合和降低截肢率的结论。而在两个大样本量的RCT研究中,却得出了相反的结论,即高压氧疗对问题性创面的愈合和截肢率没有明显改善。最新的一项meta

分析纳入了9篇高质量的RCT研究,分析结果表明:问题创面的高压氧辅助治疗,对于创面的愈合率、截肢率、不良反应,与常规治疗相比差异无统计学意义,但是可以加速创面面积缩小,提高创面的愈合速度。

尽管在世界范围,高压氧疗已经基本形成了规范的技术标准,但是在不同的医疗机构,相关医疗人员的经验不尽相同,所提供的治疗方案和最终的治疗效果也有所差异。高压氧用于治疗问题性创面的辅助治疗,仍需要高质量的循证医学证据和深入机制层面的理解,才能够对其潜在的不良反应有更深的认识,从而提供更安全合理的临床治疗方案,将不良反应的风险降为最低,而患者受益最大化。

5.1.3 高压氧疗机制的理论基础与假说

高压氧如何促进创面愈合,其内在机制仍尚未完全阐明,众多研究者们通过动物实验的探索,认为其机制可能涉及抑制细胞凋亡、减少炎症反应、调解氧自由基平衡、改善微循环等。

(1)调节细胞凋亡相关基因　高压氧疗通过调节凋亡相关蛋白或凋亡相关基因而抑制细胞凋亡。Caspase-3被证实是细胞凋亡过程中最重要的蛋白酶,在新生大鼠缺氧缺血性脑损伤模型中,高压氧疗能够使该酶分泌减少,进而达到抑制细胞凋亡的作用。在另一新生大鼠缺氧缺血模型中,Liu通过实验证明高压氧疗能有效促进新生大鼠缺氧缺血后远期的组织恢复和功能恢复,其潜在机制是通过抑制Caspase-3介导的凋亡相关通路。此外,在成年雄性SD大鼠的心肌梗死模型对照实验中,高压氧组与对照组相比,心肌梗死面积减少,监测高压氧组Caspase-3活性低于对照组。

(2)调节炎症介质与炎症反应　高压氧疗能够减少炎症介质的释放,降低机体炎症,从而减轻组织损伤。研究发现,当机体受到创伤后,组织中会有大量炎症细胞浸润,炎症介质增加可诱发或加重机体继发性损伤。这些炎症介质主要包括白细胞介素(interleukin,IL)及肿瘤坏死因子(tumor necrosis factor,TNF)。Qi将

36只皮瓣缺血大鼠分为3组，高压氧组、假手术组和对照组，高压氧组的皮瓣存活率明显高于假手术组和对照组，高压氧组IL-1、IL-6水平均明显低于对照组，可能的机制就是IL-1、IL-6降低引起炎症反应的减轻。此外，本实验皮瓣缺血的大鼠模型中，不仅IL-1、IL-6降低，TNF-α也有明显降低。

(3)调节氧自由基的含量　高压氧提高超氧化物歧化酶(superoxide dismutase，SOD)、过氧化氢酶(catalase，CAT)、谷胱甘肽过氧化物酶(glutathione peroxidase，GSH-Px，GPx)的含量，加强清除自由基和抗氧化的能力，减少缺血再灌注损伤。氧自由基是机体代谢活动过程中的产物，其产生和清除处于动态平衡状态。适量的氧自由基可以促进机体组织代谢和促进细胞排毒，但过多的氧自由基则对机体有破坏作用。机体在各种原因导致的缺血初期氧自由基迅速增加，攻击超氧化物歧化酶，使超氧化物歧化酶被自由基氧化而失活。Lou通过动物实验证实，高压氧治疗开始后不久其线粒体自由基水平有所增加，但同时也增加超氧化物歧化酶的活性，其净效应是氧的增加和氧自由基的减少，从而达到保护机体的作用。

(4)促进微循环建立　VEGF具有促进血管内皮细胞增殖和迁移、诱导毛细血管腔形成、延长血管内皮细胞寿命、增强血管通透性和改变细胞外基质等作用，与创伤组织修复愈合、血管再生、炎症密切相关。缺氧诱导因子1(hypoxia-inducible factor-1，HIF-1)是缺氧条件下广泛存在于哺乳动物和人体内的一种转录因子，能激活许多缺氧反应性基因的表达，是哺乳动物和人在缺氧条件下维持氧稳态的关键性物质。在缺氧条件下，HIF-1降解受阻并与目的基因的缺氧反应元件(hypoxia response element，HRE)结合从而激活目的基因的转录过程，VEGF即为HIF-1调控的目标基因之一。一项心肌缺血的相关研究报道，正常的心室组织中无HIF-1和VEGF mRNA的表达，而在急性缺血期或心肌梗死进展期标本中均可检测到HIF-1、VEGF mRNA的表达，且HIF-1表达出现在VEGF之前。因此HIF-1被认为是心肌缺血后一系列分子反应的启动因子之一，也可作为心肌急性缺血的时间标志。心肌缺血后，HIF-1及VEGF等基因的表达可促使缺血心肌形成新生血管，产生代偿性适应。

关于高压氧的临床应用，早已跨越了几个绝对适应证的范围，涉及多个临床学科、多个病种。高压氧疗在临床中的使用，不必拘泥或套用于某个“适应证”或“病种”，在审慎排除禁忌证后，根据疾病过程、病理机制、是否存在缺血缺氧而做出判断选择。一般情况下，各种原因直接或间接引起的全身或局部缺血缺氧性疾病或损伤，都可以考虑能否合理有效地使用高压氧作为辅助治疗。

鉴于创面愈合的病理机制复杂，治疗方法繁多，目前尚无疗效确切、适用于所有创面的治疗手段。而高压氧用于问题性创面的辅助治疗，尽管尚未得出统一结论，但在还没有强有力的临床和实验室证据来质疑高压氧的疗效之前，大多数学者认为在条件允许的前提下，高压氧应该作为一种重要而有前景的促进创面愈合的方法。

5.2 局部氧疗

前文中已述及，氧气的供给是维持人体细胞活性的必要条件，创面形成后，破损的组织由于炎症物质的渗出，出现微循环和血氧供应障碍，使得氧气供应不足，局部组织细胞得不到营养物质致使创面组织无法正常生长，同时局部组织长期缺氧是使慢性创面愈合过程延迟的重要原因之一。

5.2.1 局部氧疗的形式及存在的问题

局部氧疗（TOT）是相对较新的创面治疗方法，应用贴膜等敷料或将创面置于密闭盒内形成局部密闭环境后连接氧气管，对创面吹氧的疗法。相对全身氧疗，TOT 只对创面给予高压氧，避免了 HOT 对整个机体的不利影响，又充分发挥了高压氧对创面的治疗作用，无相关不良事件，经济便捷，安全性高。

局部氧疗最初报道于 20 世纪 80 年代，应用了高压氧的治疗机制，改进了高压氧的缺点而产生。近年来，国内外研究者们均对局部氧疗在各类慢性创面治疗中的应用进行了研究，且使用的设备与方法各有不同。

1987 年,周秋风使用直接对创面吹氧的方式治疗压疮,发现局部吹氧可以促进创面的愈合。Gordillo 等运用一次性局部氧疗设备在患者创面给予局部氧疗,方法为 90 min/d、持续 4 d 后暂停 3 d,且在治疗过程中维持创面压力 1 个大气压,评价创面愈合效果,并对 VEGF 进行观察。结果显示,局部氧疗可明显促进创面的愈合,VEGF 随氧疗时间延长而增多。有研究者用自制的新型局部氧疗设备治疗腹部及骨盆部外伤,在塑料袋封闭的密封室中吹入氧气,氧流量 10 L/min,90 min/次,并维持压力 3 kPa,结果疗效明显,不但减少了清创次数,促进创面愈合,而且减少了治疗费用。EpiFLO (Ogenix Corporation,Cleveland,Ohio)是一种经皮局部创面治疗的新型便携式局部氧疗设备,已得到美国 FDA 认可,但在国内尚无广泛应用。装备自身配有湿化装置,可保持创面湿润,并不需要额外的氧气筒装置,使用方便,便于携带,亦可居家使用。Banks 等利用 EpiFLO 氧疗设备治疗脊髓损伤患者慢性压疮,创面部位贴上敷料后形成密闭腔室,持续使用后明显缩短愈合时间,减少住院时间。鉴于目前微氧治疗仪在国内还没有广泛使用,大部分临床工作者采用的是用塑料袋屏蔽创面,连接氧气导管后用胶布固定进行局部氧疗,或根据创面的部位及大小采用塑料杯或一次性保鲜袋等。

尽管大量研究结果,对局部氧疗在各类问题性创面中的效果予以了肯定,但目前其临床应用仍存在以下问题。

(1)TOT 氧流量和给氧时间　对 TOT 氧流量和给氧时间尚无统一的规定,一般以氧流量 5 L/min、给氧时间 20 min 左右较为常见。此外,由于氧气封闭系统形式多样,在治疗手段尚未统一标准化的情况下,出现了治疗效果的差异。

(2)TOT 主要靠氧气的弥散作用,影响氧弥散的因素主要是氧分压与弥散距离　需要维持创面的氧气供应量和氧气压力的平衡。TOT 会增加在患侧肢体局部压力,可能阻碍血液循环,从而影响创面愈合:如果 TOT 的压力超过动脉收缩压,可能导致肢体缺血或血管阻塞;如果超过动脉舒张压,会导致血管充血。因此,在治疗过程中既要维持创面足够的供氧量,又要避免压力过大影响血供。

其次,保证有效的弥散距离。全身性的氧疗主要依靠创面周围血管系统,利用较高的血氧分压增加氧向创面的弥散为创面供氧,而对于创周血管损伤严重或较大的创面,这种创面供氧的方式作用不大,特别是对于创面中心的供氧则更加困难。局部氧疗则是利用氧气弥散的方式直接向创面供氧,无论是创周还是创面中心都可直接获得氧供,氧气只隔几微米厚的组织液即可到达坏死组织,弥散距离小得多。

也正是由于弥散距离的原因,创面表面生物膜的形成或坏死组织碎片的阻挡,局部氧无法有效通过所有这些障碍而到达创面,治疗前首先要彻底清创。清创去除了阻碍氧弥散的水肿和坏死组织,缩短了氧与活组织间的距离,不仅有效地增加氧的弥散量和组织的获氧能力,保证了较高氧分压,同时也清除了大量细菌和其产生的毒素、溶组织酶等的破坏作用。治疗过程中,保暖、避免紧张与焦虑等有助于提高局部氧疗的效果。而对于覆盖有焦痂的创面、漏管、窦道等,由于创面较深,且带有厌氧菌和其他混合菌的感染,往往治疗效果不佳。

(3)对于不暴露的创面　如裸露肌腱、神经等部位以及骨骼暴露的创面效果不佳,宜尽早采用外科手术处理,局部氧疗暂时只能作为一种积极的辅助治疗方法。

(4)创面负压封闭引流联合局部给氧疗法　两者联合使用充分发挥优越性。封闭形成了湿润的环境利于创面生长,同时避免了外界感染;抽吸作用对早期创面的大量渗液可及时引流,减少了细菌负载量;持续负压有利于刺激细胞增殖、血管和肉芽组织形成、创面收缩。但是,研究发现,给予负压的创面中氧分压会降低,且随着负压的增大而加重,不利于创面生长。此外,负压封闭引流治疗时对创面产生压迫作用,以及其固有的负压环境有可能导致原本已水肿、缺氧的组织局部氧分压进一步降低。而负压的同时给予 TOT,有利于氧气的弥散,从而改善组织的缺氧状态,促进创面生长愈合。两种疗法联合应用发挥了协同效应,在治疗坏死性筋膜炎、骨筋膜室综合征、烧伤创面、压疮、糖尿病溃疡等临床病例中，都取得了良好的治疗效果。

5.2.2 局部氧疗的探索和发展前景

局部给氧，提供了一种更为经济、安全、灵活的治疗手段。现阶段，国外学者对于局部氧疗的作用机制、局部氧联合其他方式治疗的研究越来越多并逐渐深入，但在国内，这一领域还没有被重视，在临床上尚未有效推广普及。虽然目前局部氧疗的作用治疗效果得到多数学者和临床医生的肯定，但国内外关于局部氧疗过程中氧疗次数、天数、氧流量及每次使用时间均有所差异，尚无统一定论。此外，局部氧疗尚未在临床上得到推广应用的原因，一方面是由于缺乏局部氧疗的操作规范，同时还因简便仪器设备等的缺乏，使得局部氧疗使用的时间、地点受到限制。因此，以后的研究应致力于不同慢性创面治疗中，局部氧疗不同时间及流量效果的比较，总结出最佳治疗方式，为患者提供最满意的治疗方案，最大限度地缩短患者住院时间，减少住院费用。同时引进合适的局部氧疗设备，使慢性创面患者能够居家使用，方便快捷，也有效节约医疗资源。

（刘宏伟　李泽华　蒋　笑）

参考文献

[1]WS/T 422-2013. 高压氧临床应用技术规范[S]. 2013.

[2]陈宝元,解立新,何权瀛. 着力推进我国临床氧疗的规范化[J]. 中华医学杂志,2017,97(20):1523-1525.

[3]陈扬,陆国平. 儿童氧疗技术[J]. 中华实用儿科临床杂志,2018,33(6):404-408.

[4]范清华,邹远兵,黄宝林,等. 负压封闭引流技术在肢体皮肤严重撕脱伤回植术中的应用[J]. 中华创伤骨科杂志,2010,12(12):1187-1189.

[5]方方,林尊文,付小花,等. 局部氧疗促进烧伤患者残余难愈创面修复的有效性研究[J]. 中国实用护理杂志,2009,25(28):1-3.

[6]胡慧军,张齐,潘晓雯. 糖尿病足溃疡的高压氧治疗[J]. 中华内分泌代谢杂志,2011,27(8):700-702.

[7]刘青乐,郑成刚. 基础安全与操作规范并重《高压氧临床应用技术规范》标准解读[J]. 中国卫生标准管理,2013,4(6):37-44.

[8]彭慧平,白志峰,王如蜜. 高压氧联合骨髓间充质干细胞治疗创伤性脑损伤大鼠的疗效观察[J]. 中华物理医学与康复杂志,2017,39(8):561-565.

[9]宋健,喻爱喜,漆白文,等. 负压封闭引流技术在难治性溃疡创面的应用[J]. 中华显微外科杂志,2016,39(1):102-104.

[10]王法刚,曹永倩,赵君,等. 美容外科技术在面部创伤修复中的应用[J]. 中国美容医学,2009,18(6):775-777.

[11]王莉华,李彦,罗涌. 糖尿病足高压氧治疗的研究进展[J]. 中国糖尿病杂志,2018,26(9):790-792.

[12]王澍寰. 手外科学[M]. 3 版. 北京:人民卫生出版社,2011.

[13]王炜. 整形外科学[M]. 杭州:浙江科学技术出版社,1999:238-253.

[14]王晓岑. 长期氧疗临床应用的研究进展[J]. 复旦学报(医学版),2018,45(4):545-548.

[15]王正国,叶舜宾. 创伤的急救与治疗[M]//吴孟超,吴在德. 黄家驷外科学. 7 版. 北京:人民卫生出版社,2008:79-84.

[16]熊敏利,晏玫. 局部氧疗联合红外线照射及磺胺嘧啶银乳膏治疗糖尿病合并Ⅲ期压疮的疗效观察[J]. 激光杂志,2016,37(11):161-163.

[17]徐正梅,贺英,唐翠,等. 红光照射联合氧疗并泡沫型敷料治疗脑卒中后2期、3期压疮的疗效观察与护理[J]. 激光杂志,2014(5):62-64.

[18]尤爱民,王瑞丽,崔永光,等. 局部氧疗促进四肢感染创面愈合的作用[J]. 中国康复医学杂志,2006,21(9):819-820.

[19]张静,陈宝元. 临床氧疗相关指南简介及解读[J]. 中华医学杂志,2017,97(20):1540-1544.

[20]中华医学会烧伤外科学分会,中华烧伤杂志编辑委员会. 负压封闭引流技术在烧伤外科应用的全国专家共识:2017 版[J]. 中华烧伤杂志,2017,33(3):129-135.

[21]周延华,郑海锋,曾庆鑫,等. 高压氧对脂肪干细胞成骨分化的影响[J]. 中华航海医学与高气压医学杂志,2017,24(5):365-369.

[22]朱琳怡,傅育红,莫兰. 封闭负压引流联合局部间歇给氧对糖尿病足的临床疗效观察[J]. 护士进修杂志,2017,32(20):1890-1893.

[23]ANDRÉ-LÉVIGNE D,MODARRESSI A,PIGNEL R,et al. Hyperbaric oxygen therapy promotes wound repair in ischemic and hyperglycemic conditions, increasing tissue perfusion and collagen deposition[J]. Wound Repair Regen,2016,24(6):954-965.

[24]AYDIN F,KAYA A,KARAPINAR L,et al. IGF-1 increases with

hyperbaric oxygen therapy and promotes wound healing in diabetic foot ulcers[J]. J Diabetes Res,2013,(2013):567834.

[25] BLACKMAN E,MOORE C,HYATT J,et al. Topical wound oxygen therapy in the treatment of severe diabetic foot ulcers:a prospective controlled study[J]. Ostomy Wound Manage,2010, 56(6):24-31.

[26] BOLTON L. Hyperbaric oxygen therapy effects on chronic wounds[J]. Wounds,2015,27(12):354-355.

[27] BOUACHOUR G,CRONIER P,GOUELLO J P,et al. Hyperbaric oxygen therapy in the management of crush injuries:a randomized double-blind placebo-controlled clinical trial[J]. J Trauma,1996,41(2):333-339.

[28] CHIANG I H,TZENG Y S,CHANG S C. Is hyperbaric oxygen therapy indispensable for saving mutilated hand injuries? [J]. Int Wound J,2017,14(6):929-936.

[29] RAO C Q,XIAO L L,LIU H W,et al. Effects of topical oxygen therapy on ischemic wound healing[J]. J Phys Ther Sci,2016,28(1):118-123.

[30] DRIVER V R,REYZELMAN A,KAWALEC J,et al. A prospective, randomized, blinded, controlled trial comparing transdermal continuous oxygen delivery to moist wound therapy for the treatment of diabetic foot ulcers[J]. Ostomy Wound Manage,2017, 63(4):12-28.

[31] ELGHARABLY H,GANESH K,DICKERSON J,et al. A modified collagen gel dressing promotes angiogenesis in a preclinical swine model of chronic ischemic wounds[J]. Wound Repair Regen,2014,22(6):720-729.

[32] FABIAN T S,KAUFMAN H J,LETT E D,et al. The evaluation of subatmospheric pressure and hyperbaric oxygen in ischemic full-thickness wound healing[J]. Am Surg,2000,66(12):1136-1143.

[33] FIFE C E, ECKERT K A, CARTER M J. An update on the appropriate role for hyperbaric oxygen: indications and evidence [J]. Plast Reconstr Surg, 2016, 138(3 Suppl): 107S-116S.

[34] GOLDMAN R J. Hyperbaric oxygen therapy for wound healing and limb salvage: a systematic review [J]. PM R, 2009, 1 (5): 471-489.

[35] GOLDSTEIN L J. Hyperbaric oxygen for chronic wounds [J]. Dermatol Ther, 2013, 26(3): 207-214.

[36] HAN G, CEILLEY R. Chronic wound healing: a review of current management and treatments [J]. Adv Ther, 2017, 34(3): 599-610.

[37] HENG M C. Topical hyperbaric therapy for problem skin wounds [J]. J Dermatol Surg Oncol, 1993, 19(8): 784-793.

[38] HEYBOER M 3R D, SHARMA D, SANTIAGO W, et al. Hyperbaric oxygen therapy: side effects defined and quantified [J]. Adv Wound Care (New Rochelle), 2017, 6(6): 210-224.

[39] HOWARD M A, ASMIS R, EVANS K K, et al. Oxygen and wound care: a review of current therapeutic modalities and future direction [J]. Wound Repair Regen, 2013, 21(4): 503-511.

[40] JOHNSTON B R, HA A Y, BREA B, et al. The mechanism of hyperbaric oxygen therapy in the treatment of chronic wounds and diabetic foot ulcers [J]. R I Med J (2013), 2016, 99(2): 26-29.

[41] KIMMEL H M, GRANT A, DITATA J. The presence of oxygen in wound healing [J]. Wounds, 2016, 28(8): 264-270.

[42] MARVIN H, DEEPALI S, WILLIAM S, et al. hyperbaric oxygen therapy: side effects defined and quantified [J]. Adv Wound Care (New Rochelle), 2017, 6(6): 210-224.

[43] O′ REILLY D, LINDEN R, FEDORKO L, et al. A prospective, double-blind, randomized, controlled clinical trial comparing standard wound care with adjunctive hyperbaric oxy-

gen therapy (HBOT) to standard wound care only for the treatment of chronic, non-healing ulcers of the lower limb in patients with diabetes mellitus: a study protocol[J]. Trials, 2011, 12:69.

[44] ORSTED H L, POULSON R, ADVISORY G, et al. Evidence-based practice standards for the use of topical pressurised oxygen therapy[J]. Int Wound J, 2012, 9(3):271-284.

[45] PERDRIZET G A. Principles and practice of hyperbaric medicine: a medical practitioner´s primer, part I[J]. Conn Med, 2014, 78 (6):325-332.

[46] SANDER A L, HENRICH D, MUTH C M, et al. In vivo effect of hyperbaric oxygen on wound angiogenesis and epithelialization[J]. Wound Repair Regen, 2009, 17(2):179-184.

[47] SEN C K, GORDILLO G M, ROY S, et al. Human skin wounds: a major and snowballing threat to public health and the economy[J]. Wound Repair Regen, 2009, 17 (6):763-771.

[48] SEN C K, KHANNA S, BABIOR B M, et al. Oxidant-induced vascular endothelial growth factor expression in human keratinocytes and cutaneous wound healing[J]. J Biol Chem, 2002, 277(36): 33284-33290.

[49] THOM S R. Hyperbaric oxygen: its mechanism and efficacy[J]. Plast Reconstr Surg, 2011, 127(S1):131S-141S.

[50] ZHANG J, HU Z C, CHEN D, et al. Effectiveness and safety of negative-pressure wound therapy for diabetic foot ulcers: a meta-analysis[J]. Plast Reconstr Surg, 2014, 134(1):141-151.

[51] ZHAO D, LUO S, XU W, et al. Efficacy and safety of hyperbaric oxygen therapy used in patients with diabetic foot: a meta-analysis of randomized clinical trials[J]. Clin Ther, 2017, 39(10):2088-2094.

中英文名词对照

2 型糖尿病(type 2 diabetes mellitus,T2DM)
白细胞介素(interleukin,IL)
白细胞介素-2(interleukin-2,IL-2)
白细胞介素-8(interleukin-8,IL-8)
超氧化物歧化酶(superoxide dismutase,SOD)
超氧阴离子(superoxide anion,O_2^-)
成肌纤维细胞(myofibroblast)
动脉-静脉血氧含量差(arterio-venous oxygen content difference,A-VdO_2)
多器官功能障碍综合征(multiple organ dysfunction syndrome,MODS)
二期愈合(healing by second intention/secondary healing)
发光二极管(light-emitting diode,LED)
负压封闭引流(vacuum sealing drainage,VSD)
高压氧(hyperbaric oxygen,HBO)
高压氧疗(hyperbaric oxygen therapy,HOT)
谷胱甘肽过氧化物酶(glutathione peroxidase,GSH-Px,GPx)
过碳酸钠(sodium percarbonate,SPO)
过氧化钙(calcium peroxide,CPO)
过氧化氢酶(catalase,CAT)
海底和超高压医学学会(Undersea and Hyperbaric Medical Society,UHMS)
活性氧(reactive oxygen species,ROS)
基质金属蛋白酶(matrix metalloproteinase,MMP)
碱性成纤维细胞生长因子(basic fibroblast growth factor,bFGF)

经皮氧分压(percutaneous oxygen partial pressure, $TCPO_2$)
经皮氧分压测量(transcutaneous oxygen-tissue oxygenation measurement, TCOM/$tcpO_2$)
局部持续氧疗(local persistent oxygen therapy)
局部加压氧疗(topical pressurized oxygen)
局部氧疗(topical oxygen therapy, TOT)
聚己内酯(polycaprolactone, PCL)
聚偏二氯乙烯(polyvinylidene chloride, PVDC)
聚乙烯醇(polyvinyl alcohol, PVA)
绝对大气压(absolute atmosphere, ATA)
可溶性白介素2受体(soluble interleukin 2 receptor, SIL-2R)
慢性创面(chronic wounds)
脑源性神经营养因子(brain derived neurotrophic factor, BDNF)
内皮原始细胞(endothelial progenitor cell, EPC)
欧洲创伤管理协会(European Wound Management Association, EWMA)
缺血再灌注(ischemia reperfusion)
缺氧反应元件(hypoxia response element, HRE)
缺氧诱导因子-1(hypoxia-inducible factor-1, HIF-1)
缺氧诱导因子-1α(hypoxia-inducible factor-1α, HIF-1α)
热休克蛋白(heat shock protein, HSP)
三期愈合(three-phase healing)
世界卫生组织(World Health Organization, WHO)
四氯十二氧基阴离子络合物(tetrachlorododecyloxy-anion complex, TCDO)
糖尿病(diabetes mellitus)
糖尿病足(diabetic foot, DF)
糖尿病足溃疡(diabetic foot ulcer, DFU)
吞噬细胞(phagocytes)
脱氧核糖核酸(deoxyribonucleic acid, DNA)
细胞间黏附分子(intercelluar adhesion molecule, ICAM)

纤维连接蛋白(fibronectin,Fn)
腺苷三磷酸(adenosine triphosphate,ATP)
血管内皮生长因子(vascular endothelial growth factor,VEGF)
血管生成素(angiopoietin,Ang)
血小板衍生生长因子(platelet-derived growth factor,PDGF)
压疮(pressure sore)
烟酰胺腺嘌呤二核苷酸磷酸(nicotinamide adenine dinucleotide phosphate,NADPH Ⅱ)
氧饱和度(oxygen saturation,SO_2)
氧分压(partial pressure of oxygen,PO_2)
氧含量(oxygen content,CO_2)
氧解离曲线(oxygen dissociation curve)
氧疗(oxygen therapy)
氧气输送系统(oxygen delivery system,ODS)
氧容量(oxygen capacity,CO_2 max)
一期愈合(healing by first intention/primary healing)
再上皮化(re-epithelialization)
肿瘤坏死因子(tumor necrosis factor,TNF)
肿瘤坏死因子-α(tumor necrosis factor-α,TNF-α)
转化生长因子-1(transforming growth factor beta-1,TGF-1)
转化生长因子-β_1(transforming growth factor-β_1,TGF-β_1)
转化生长因子-β_2(transforming growth factor-β_2,TGF-β_2)

附录 欧洲创伤管理协会氧疗指南解读

氧气疗法已经越来越多地被临床接受和应用于创面治疗中，对其理论、适应证和注意事项的了解非常有必要，欧洲创伤管理协会（European Wound Management Association，EWMA）最新指导文件“Oxygen therapy in wound healing”对氧疗的方方面面进行了详细论述，本章是其第5部分内容，对高压氧疗（HOT）在创面治疗中的应用进行了全面阐述和建议。

除了最表层的细胞，一般认为局部没有显著的 O_2 吸收。因此，如果希望向缺氧部位输送额外的 O_2，必须进行全身给氧，即呼吸。高压氧治疗时人体暴露于压力超过1个ATA纯氧环境中，O_2 通过血液循环输送至全身组织。如果使用更高压力，溶解在血浆中的 O_2 会通过微循环向创面组织扩散，从而改善低氧情况（慢性难愈创面中心常存在缺氧区）。全球使用的高压氧舱一般分为两种：单人舱（mono-place）和多人舱（multi-place）。尽管一直存在关于这两种方法区别的讨论，但无论使用哪一种，最终的治疗剂量，即氧分压（PO_2），是完全一样的。使用HOT治疗慢性创面时，一般每天进行1～2次，持续数周。如此间断性的局部低氧反转可以为组织再生创造良好条件，HOT可在患者局部形成超氧状态或低氧–超氧规律刺激。

1. 高压氧和创面愈合

HOT的积极作用源自其增加局部创面组织氧分压，关于其效果已经有大量临床试验发表。最重要的作用机制如下。

（1）改善缺血影响　通过可控的短期增加的活性氧，和活性氮抑制 β_2-整合素，并破坏单核–巨噬细胞产生致炎症细胞因子，导致炎症反应降低，从而改善缺血后组织存活；HOT 也可通过增加损伤部位血氧水平，重新分配血流至低氧区来改善缺血后组织存活。

(2)减轻水肿　高压氧疗能改善创面血运环境，促进血管再生重塑，减轻炎症反应，从而改善受损创面组织水肿情况。

(3)一氧化氮形成的调节　缺血再灌注中重要的细胞信号转导分子一氧化氮(NO)能减少中性粒细胞与内皮的黏附，当将 NO 前体注入缺血的股直肌和股薄肌后能改善存活率。而当注入一氧化氮合酶抑制剂时，则不改变缺血导致的坏死率。高压氧减少缺血再灌注诱导的中性粒细胞 CD18 极化，中性粒细胞与细胞间黏附分子(intercelluar adhesion molecule，ICAM)的黏附由一氧化氮合酶参与的一氧化氮机制介导。

(4)促进细胞增殖　高氧条件能增强胶原和糖胺聚糖的合成。周期性暴露于高压氧可以直接作用于成纤维细胞胶原合成和血管生长。血管生成能恢复氧和养料供给，是创面愈合的重要过程。

(5)刺激血管生成　血管生成素(angiopoietin，Ang)是与 VEGF 共同作用促进血管形成的因子，其中血管生成素-1(Ang1)与 Tie2 相互作用是维持成人血管的完整性的重要因素。高压氧能增加 Ang2 细胞表达水平，可能 Ang2 与 Ang1 竞争数量有限的 Tie2 受体，干扰 Ang1 与 Tie2 的结合。特异性诱导内皮 Ang2 表达可能是高压氧诱导血管生成的一个重要机制。高压氧促进创面血管生成和上皮形成的体内效应，能有效逆转巨噬细胞减少带来的对创面上皮形成和新血管生成产生的负面效应。

除此之外还有加速胶原蛋白沉积、生长因子和细胞因子作用的调制、加速微生物氧化杀死、干扰细菌增殖、免疫系统反应调节、加强氧自由基的清除，因此减轻缺血再灌注损伤等作用。

2. 高压氧对创面环境的改变

(1)高压氧和细菌　如果 PO_2 超过了兼性厌氧菌和微氧需氧菌的生存极限，HOT 会产生抑菌作用。体外实验中，足够高的 PO_2 被观察到对厌氧菌具有直接的杀灭作用，包括产气荚膜杆菌、脆弱类杆菌或粪肠球菌。增加创面氧分压可以加强白细胞杀灭细菌的能

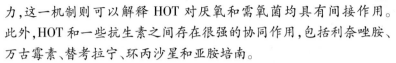

力,这一机制则可以解释 HOT 对厌氧和需氧菌均具有间接作用。此外,HOT 和一些抗生素之间存在很强的协同作用,包括利奈唑胺、万古霉素、替考拉宁、环丙沙星和亚胺培南。

(2)高压氧和炎症反应　HOT 的抗炎效应被证明是与肿瘤坏死因子-α(tumor necrosis factor,TNF-α)、白细胞介素(IL-1β 和 IL-8)的减少有关。不过这一效果较弱且短暂,意味着其不能替代必要的药物使用来减轻炎症反应,同时也可以重复使用 HOT 来维持其抗炎作用。

(3)高压氧和干细胞　HOT 可以动员干细胞,这一效应在第一次使用 HOT 即可观察到,直到大约 20 次治疗时可以达到高峰。

(4)高压氧和基因　有趣的是,HOT 可以调节基因表达,这一作用在编码 IL-8 和 ANG 表达的基因上均被发现。这一作用在 HOT 治疗疗程结束后可以被观察到,同时也可以观察到促愈作用可以在 HOT 结束后的数周内持续存在。

3. 氧分子对创面的作用

EWMA 最新指导文件"Oxygen therapy in wound healing"对氧分子在创面愈合中的作用进行了解释。充足的氧气供应对于正常的创面愈合是必需的,长期以来人们已经意识到当组织氧分压(PO_2)低于某一水平时,慢性不愈合创面的发生风险会增加。当氧气消耗超过供应时即会出现组织缺氧(hypoxia)。血液灌注不良通常被认为与氧气供应下降而导致创面缺氧有关,最终导致创面愈合障碍;但创面中生物活动对氧气的消耗也会显著影响氧含量。

(1)创面愈合中的氧气消耗　一般来说,人体对能量的基本需求主要靠在有氧呼吸中的氧气消耗来支持。激活的吞噬细胞(phagocytes)在呼吸爆发中消耗氧气而产生活性氧(reactive oxygen species,ROS),在组织损伤后初期炎症反应中发挥重要作用。O_2 是创面愈合中新生血管和结缔组织生成中的最直接的需求。吞噬细胞中烟酰胺腺嘌呤二核苷酸磷酸(NADPH;也称还原型辅酶Ⅱ)氧化酶(NOX-2)须消耗 O_2 才能使吞噬细胞产生足够的乳酸盐以激活转录因子,进而促进血管生成因子的生成。可供消耗的 O_2 含量也会影响结缔组织的重建，因其会在胶原蛋白成熟和成纤维细胞增殖过程中发挥作用。此外，O_2 的消耗支持宿主对感染产生强有力的免疫反应，因为足够的 O_2 才能确保吞噬细胞产生适量的抗菌 ROS（图 1）。

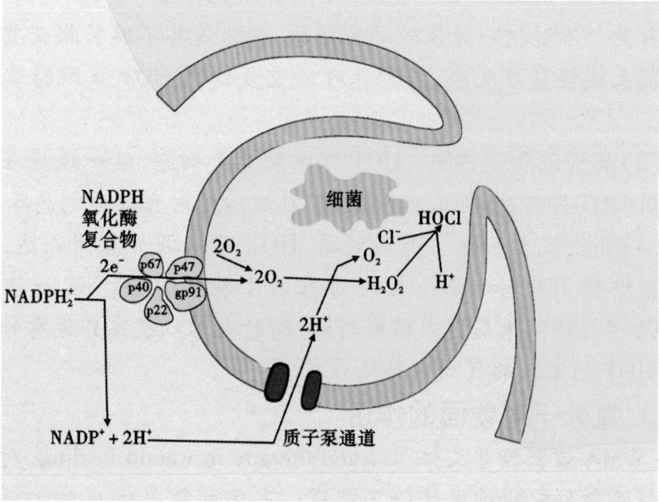

图 1 创面愈合过程中的氧气消耗的机制

NADPH：还原型烟酰胺腺嘌呤二核苷酸磷酸；$NADP^+$：是还原型辅酶Ⅱ（NADPH）的氧化形式

（2）创面的氧气供应 创面的 O_2 供应主要依赖于周围组织和循环血液中的 PO_2。因此，水肿、微循环障碍和受损组织中血管收缩会影响 O_2 的足量供应。此外，血液循环不良也会抑制 O_2 向创面的输送。其他影响 O_2 供应的因素包括水肿造成的扩散障碍和细菌生物膜对 O_2 的消耗。另外需要注意的是，愈合创面活跃的代谢活动也会降低组织氧含量的整体水平。

（3）慢性感染创面的额外氧气消耗 中性粒细胞是人体最主要的吞噬细胞，O_2 消耗增加是其对各种不同刺激源的典型反应，包括革兰氏阴性或革兰氏阳性细菌、真菌，甚至无菌组织损伤。O_2 消耗增加的主要原因是吞噬细胞中 NADPH 氧化酶的激活，大量产生 ROS。NOX-2 消耗 O_2 的能力已经被多个研究证实，即便在 O_2 水平很低时亦可发挥作用。

如果吸附的中性粒细胞成功清除了组织中侵入的微生物和促炎碎片，它们的工作即会停止，O_2 消耗逐渐下降，创面趋于愈合。然而，细菌对攻击的中性粒细胞具有抵抗能力，例如当细菌聚合而形成生物膜时所表现出来的那样，生物膜可以吸引激活的中性粒细胞，后者不断耗竭微环境中的 O_2 生成 ROS，但并不能根除细菌。同样，无法改善组织损伤和清除组织碎屑可以导致中性粒细胞的积聚，进一步加快 O_2 的消耗，低氧状态进而使创面愈合延迟甚至停滞。

越来越多的证据证明细菌生物膜在慢性创面中的存在，而中性粒细胞会在生物膜中铜绿假单胞菌和金黄色葡萄球菌周围渗透和浸润。此外，用铜绿假单胞菌构建的生物膜感染模型证实了中性粒细胞在小鼠创面中的积聚。然而，慢性创面生物膜中激活的中性粒细胞加速氧气消耗和引起缺氧还没有实践证明，但间接观察提示其在缺氧发生中扮演了重要角色。这些观察包括感染了铜绿假单胞菌生物膜的糖尿病小鼠创面中的缺氧状态。而这种缺氧现象也在感染人类创面的新鲜清创标本中被证实。

此外，在生物膜感染创面中表达的细菌基因是与低 O_2 水平和低氧应激反应相关的基因，表明宿主反应限制了 O_2 的供应。中性粒细胞能显著影响 O_2 含量的能力亦在其他生物膜相关感染的缺氧现象中得到印证。例如，中性粒细胞对 O_2 的耗竭是生物膜相关慢性肺炎患者新鲜咳痰样本 O_2 消耗的主要机制。同样，体外铜绿假单胞菌生物膜中主要的 O_2 消耗者也是中性粒细胞。这进一步证实 O_2 消耗是中性粒细胞对生物膜的普遍反应。感染中中性粒细胞消耗 O_2 的进一步证据来自人工关节感染患者滑膜液中金黄色葡萄球菌与缺氧相关基因表达的上调，其中可以看到激活中性粒细胞的大量积聚。

对慢性创面生态的检查也可以发现缺 O_2 带的存在。相应的，慢性创面中经常出现的兼性需氧和严格厌氧菌株也可以被看作是持续缺氧的替代生物标记物。同样，创面液体中的生物化学组成也蕴含着关于创面生理的信息。例如，创面渗液中高浓度(相比血清)的乳酸盐表明持续存在的厌氧菌糖酵解，这与中性粒细胞活性和低氧环境下的代谢相关联。

因此，激活的中性粒细胞会引起缺氧，且如果激活的因素一直存在，缺氧的状态会一直存在，会阻碍炎症期的创面进入增殖期。正因为如此，监测创面 O_2 水平可以让我们了解愈合不佳的创面是否与缺氧有关，如果给予额外的 O_2 补充和供应，是否会改善氧合和创面愈合。有多种测量创面 O_2 水平的方法已经获得成功应用，被用于衡量氧合水平和治疗效果。需要注意的是这些方法可以评价局部缺氧，但不能估计对中性粒细胞水平的作用。

总结：尽管低氧是促进创面愈合的最初生理信号，持续的缺氧会维持炎症状态，阻止创面愈合的进展。因此，慢性感染引起的持续缺氧，包括激活中性粒细胞对 O_2 的耗竭，会妨碍创面的正常愈合。

建议：高压氧疗(HOT)前后对局部氧分压进行测量可以帮助医务人员判断患者是否能够从 HOT 获益。然而，所有的氧气疗法，包括局部 O_2 供应或血红蛋白加强，均可以从对创面近端 O_2 水平的了解中获益。测量创面附近 PO_2，即经皮氧分压测量(transcutaneous oxygen-tissue oxygenation measurement，TCOM/$tcpO_2$)，是目前被认为创面床氧含量的最佳替代指标。这一测量极大依赖于多个因素，包括局部血流灌注、温度反应、O_2 通过皮肤的扩散等。

TCOM 的预测价值已经在糖尿病足溃疡中被量化验证，可以很好地预测高压氧疗对患者的有效性和创面的预后。

4. 高压氧临床应用的注意要点

(1)局部氧含量的监测　研究已经确定了针对不同创面类型的 TCOM 阈值，发现 2.5 个 ATA 高压氧治疗时，分别对于动脉损伤、肌皮瓣、动脉性溃疡或糖尿病足溃疡，如果 TCOM 分别低于 2.67、6.67、13.33 kPa(20、50 或 100 mmHg)时，HOT 极大可能无

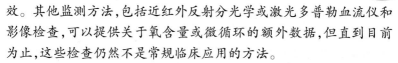

效。其他监测方法，包括近红外反射分光学或激光多普勒血流仪和影像检查，可以提供关于氧含量或微循环的额外数据，但直到目前为止，这些检查仍然不是常规临床应用的方法。

（2）临床证据　有临床证据证明 HOT 在一些选择性的不同类型难愈创面治疗中作为辅助治疗方法，可以阻止截肢或改善创面愈合。一项 RCT 研究中 HOT 组一年随访期溃疡愈合率达到 52%，而安慰剂组则为 29%，差异有统计意义（$P<0.05$）。此外，对糖尿病足溃疡、下肢静脉性溃疡、混合性溃疡和复发难愈血管炎创面的治疗，传统疗法加 HOT 后可以减少平均愈合时间。HOT 的使用还可以显著降低大截肢（踝部以上的截肢）的风险。

（3）循证建议　基于所有已有证据和国际专家共识，2018 年 5 月 9 日在波兰召开的第 28 届欧洲创伤管理协会大会发布了针对不同类型难愈创面和患者人群的建议，包括糖尿病足溃疡（diabetic foot ulcer，DFU）、下肢静脉性溃疡（venous leg ulcera-tion，VLU）、缺血性溃疡等。下面是一些节选的建议：①建议在 DFU 治疗中使用 HOT；②建议在缺血性溃疡治疗中使用 HOT；③在由全身疾病引起的特定难愈创面治疗中可以使用 HOT；④对于糖尿病患者，存在慢性严重缺血时，如果高压氧条件下（2.5 个 ATA，100% O_2）TCOM 值高于 13.33 kPa（100 mmHg），建议使用 HOT；⑤对于动脉硬化患者，存在慢性严重缺血时，如果高压氧条件下（2.5 个 ATA，100% O_2）TCOM 值高于 6.67 kPa（50 mmHg），建议使用 HOT

当存在以下症状时可以确认存在慢性严重缺血：周期性疼痛、休息时持续存在、需要规律镇痛治疗达 2 周以上，或存在足或足趾溃疡或坏疽，非糖尿病患者踝收缩压<6.67 kPa（50 mmHg）或糖尿病患者趾收缩压<4 kPa（30 mmHg）。

尽管对于上述患者选择标准的有效性专家一致认可，但大家同时也了解并非所有的高压氧中心都能够检测 TCOM。由于此限制，专家建议对于充分基本创面治疗 4 周未见效的 DFU（Wagner 分级 3 和以上，Texas 大学分期 StageB、Grade 3 和以上），使用 HOT。

同上原因，在慢性难愈非糖尿病创面和血管炎引起的多发性复发难愈创面(尤其是对免疫抑制治疗无反应的)治疗中使用HOT具有合理性。

(4)治疗注意事项 ①作为治疗标准,HOT应作为多学科治疗方案的一部分使用,不能单独应用。②建议在使用HOT前的至少4周时间,已提供标准创面治疗(包括合适的清创、对周围动脉疾病和(或)局部创面缺氧的血管筛查、充分减压和感染治疗)。③建议在开展HOT前,行血管筛查(包括影像学检查)以评估是否需要进行血管重建手术。④建议使用TCOM(最佳技术)来监测局部氧分压和选择适合HOT的患者。⑤建议根据患者、慢性创面类型和进展来调整HOT剂量(压力、时间和疗程长度)。⑥考虑将HOT作为治疗钙过敏症的多重介入治疗方案的一部分。

(刘宏伟 廖 选 梁俊贤)